KB251937

난청
한의학

난청 한의학

2026년 3월 17일 1쇄 찍음
2026년 3월 24일 1쇄 펴냄

지은이   NES 한국지부
펴낸곳   솔트앤씨드
펴낸이   최소영

등록일   2014년 4월 7일 등록번호 제2014-000115호
전화   070-8119-1192
팩스   02-374-1191
이메일   saltnseed@naver.com
ISBN   979-11-88947-15-7   03510

몸과 마음의 조화 솔트앤씨드

솔트는 정제된 정보를, 씨드는 곧 다가올 미래를 상징합니다.
솔트앤씨드는 독자와 함께 항상 깨어서 세상을 바라보겠습니다.

소리재활훈련과 한의학적 관점으로 본 감각신경성 난청·이명의 모든 것

난청 한의학

NES 한국지부

황재옥·강혜영·김태엽·이경윤·맹유숙·백승태·김태현

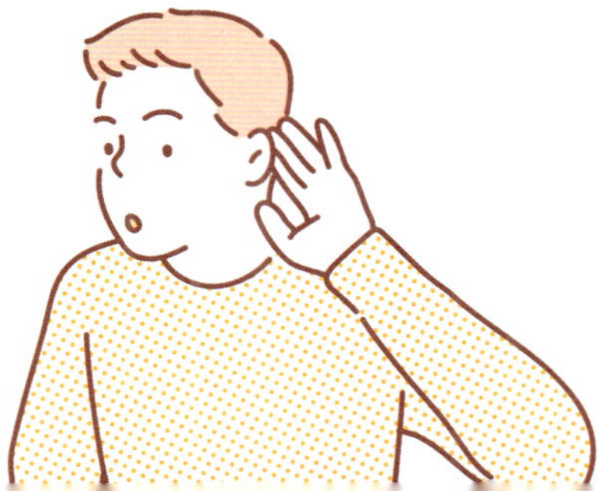

솔트앤드

난청은 불치병이 아니다!

"원장님 저 기억하세요? 예전에 석관동에 계실 때 귀에 소리가 나서 치료받았던 환자입니다. 그때 침 맞고 한약 먹고 3년 정도는 소리도 안 나고 잘 지냈어요. 근데 요즘 들어 다시 소리가 나기 시작해요. 신경을 써서 그런지, 체력이 떨어져서 그런지, 나이가 들어서 그런지 모르겠지만 더 나빠지면 안 되잖아요. 악화되기 전에 미리 약 먹으려고요."

언젠가부터 이런 전화를 받는 경우가 꽤 많아졌다. 이명 치료에 처음 관심을 가지기 시작한 1995년경부터 나는 많은 이명 환자들을 진료실에서 만났고 증상이 개선되는 과정을 지켜보았다. 그런데 이명이 완치되었다면 환자를 다시 볼 일이 없어야 하는데, 왜 환자들은 다시 한의원에 찾아오는 걸까? 한동안 나는 의문을 품고 있었다.

사실 처음부터 나는 '이명은 전신 질환'이라고 생각하며 치료해왔고, 임상 사례를 공유하면서 함께 연구할 사람들을 모아야겠다고 생각했다. 2016년부터는 서울에서 원주로 옮겨서 진료를 봤는데, 그 무렵 이내풍(耳內風) 네트워크를 만들었다. 각 지역별로 한의사 회원을 뽑아 함께 이명·난청을 연구하고 그 성과를 공유하기 위해서였다.

또 같은 시기에 우리에게는 중요한 만남이 있었다. 바로 TSC(역치음향조절, Threshold Sound Conditioning)라는 과학기술과의 만남이다. 이 기술이 등장하기 전까지 '소리치료'라고 하면, '이명차폐'라고 해서 이명 소리가 덮일 만큼 더 큰 소리를 듣게 하는 방법이 보편적이었다. 그러나 TSC 기술은 문제가 있는 내이 청각세포(유모세포)를 타깃팅해서 환자에게 맞춤으로 음향자극을 들려주는 것이었다. 자극의 강도를 점점 줄여감으로써 아픈 유모세포(hair cell)를 회복시킨다는 것이 달랐다. 미국 UCLA에서 신경과학을 전공한 음향학자 곽상엽 박사가 개발한 것으로 스탠퍼드 대학에서 임상 시험을 거친 기술이었다.

TSC 소리재활훈련을 도입하고 임상 사례가 쌓이면서부터 나는 이명과 난청의 관계가 의심스럽기 시작했다. 언젠가 30년 가까이 진료를 봐온 이명 환자들의 차트 2,800여 장을 마음먹고 정리한 적이 있다. 이명의 근원이 난청에 있는지 확인해보고 싶었기 때문이다. 분석 결과 돌발성 난청을 제외하고는, 다시 이명이 들린다며 찾아온 환자 중에 난청이 개선된 사례는 없었다. 이명이 나았지만 시간이 좀 지나고 나서 다시 재발하는 것은 난청 때문이라는 곽상엽 박사의 의견에 동의할 수밖에 없었다. 모든 난청 환자가 이명이 오는 것은 아니지만, 이명으로 찾아온 환자에게 청력검사를 해보면 80% 내외가 난청이었다. 이 대목에서 우리에게 중요한 진단 도구가 된 것이 67밴드(때로는 134밴드) 미세청력검사다. 대형병원을 포함해서 아직도 대부분의 병원이 6밴드 순음청력검사를 하는데, 그것으로는 환자의 상태를 정확히 진단하기 어렵다는 문제가 있다.

그전부터 내가 의문을 품고 있던 대목이 있었는데, 많은 환자들이 "대학병원까지 가서 청력검사를 했는데 이상이 없대요. 한의원에서는 뭔가 방법이 없나요?"라면서 찾아왔다는 것이다. 이명이 있는 사람은 난청도 있다면 왜 청력검사가 정상으로 나올까? 그 점이 의문이었다. 문제는 청력검사의 정밀도에 있었다. TSC 기술로 소리재활 훈련을 하려면 6밴드 검사가 아니라 67밴드(때로는 134밴드) 미세청력검사를 해야 했는데, 이걸 도입하고 나서는 경도난청 환자들이 마구 나타나기 시작했다. 67밴드 미세청력검사를 하면 훨씬 높은 비율로 난청을 찾아낼 수 있었다. 그제서야 기존의 검사 방법에 문제가 있다는 것을 알게 되었다. 인간이 들을 수 있는 주파수 영역 중에서 6개만 뽑아서 청력검사를 하는 것(6밴드)과 67개를 뽑아서 청력검사를 하는 것(67밴드)은 다를 수밖에 없다.

본문에서 자세한 이야기를 하겠지만, 기존의 순음청력검사(6밴드)는 6개의 주파수에 대한 청력역치를 합산한 다음에 평균을 내서 결론을 내린다는 맹점까지 있다. 못 듣는 주파수가 있는데도 검사 결과는 '정상'이라고 나오는 것은 그 때문이다.

이비인후과 교과서에서도 "이명의 80%는 난청 문제다"라고 이야기한다. 그렇다면 나머지 20%는 무엇일까? 나의 결론은 이명은 순수한 난청만의 문제도 아니란 것이다. 단순히 귀의 문제만이 아니라 이명을 악화시킨 전신 질환의 문제가 혼재해 있다. 그 점을 환기시키기 위해 30여 년간의 임상 사례를 모아 이내풍 회원들과 함께 『이명 한의학』을 집필한 바 있다. 거기서 이명의 원인을 한의학적으로 분류해 10가지를 소개했다.

그리고 이번에는 난청을 중심으로 임상 사례 경험을 정리해 NES 한국지부 회원들과 책으로 엮어내게 되었다. 이명과는 좀 다른 관점이 필요하다는 의견이 많았기 때문이다. 원인에 따라 다르긴 하지만, 난청의 경우에는 TSC 소리재활훈련이나 뇌파훈련이 치료 효과를 더 크게 올려주는 경우가 많았다.

이 책의 공저자들이 속한 NES 한국지부의 결성은 도쿄에서 이비인후과 의사로 일하고 있는 사카타 히데아키 NES(The International Neurootological & Equilibriometric Society, 국제평형신경과학회) 이사장과의 인연으로 거슬러 올라간다. 그는 중이강에 스테로이드 주사를 직접 주입하는 방법으로 돌발성 난청을 상당히 높은 비율로 개선시키는 일본 내 이명·난청 치료의 일인자였다. 그런데 나와 처음 만났을 때 그는 소음성 난청 환자의 치료에 한계를 느끼던 중이었다. 이후 이내풍 네트워크에서 쓰고 있는 TSC 소리재활훈련을 임상에 적용해 치료 성과를 한층 끌어올리고 있다. 이를 계기로 한국의 일부

한의사들도 연구에 합류해 NES 한국지부를 결성하게 되었고 이 책의 집필로 이어졌다. 그간 어지럼증 위주로 연구하던 NES는 앞으로 이명, 난청까지 아우르는 국제 학회로서 활동해 나갈 계획이다.

그동안 전세계 대부분의 의사들이 난청 환자가 내원하면, 경도이든 중도이든 고도이든 그 정도와 상관없이 "한번 저하된 청력은 복구할 수 없습니다. 그러니 더 나빠지지 않도록 조심하십시오"라고 말하는 것이 전부였다. 그러나 우리는 이제부터 임상 경험에 따라 기존의 통념에 반하는 이야기를 하려고 한다. "난청은 불치병이 아니다." 물론 난청은 치료가 어려운 것이 사실이고 누구나 100% 치료될 수 있는 것은 아니다. 그래도 다행스러운 것은 고도나 심도난청 환자가 아닌 이상은, 기존에 알려진 바와 달리 청력을 다시 회복할 방법이 전혀 없는 건 아니라는 사실이다.

기존의 학설에 반론을 제기하는 일이 될 수 있어서, 이 책의 내용을 받아들이는 게 쉽지 않은 사람도 있을지 모르겠다. 그러나 삶의 질이 확연하게 떨어져 불안해하는 난청 환자 입장에서는 반가운 이야기가 될 것이다. 그것 하나만으로도 이 책은 충분한 가치가 있을 것이라 믿어 의심치 않는다.

NES 부이사장

황재옥

목 차

1부 난청에 대한 7가지 생각

Chapter 1 난청은 청각세포가 죽은 것이다?

Chapter 2 난청에 뒤따르는 이명, 어지럼증, 불면

Chapter 3 이명보다는 난청 치료가 우선적이다

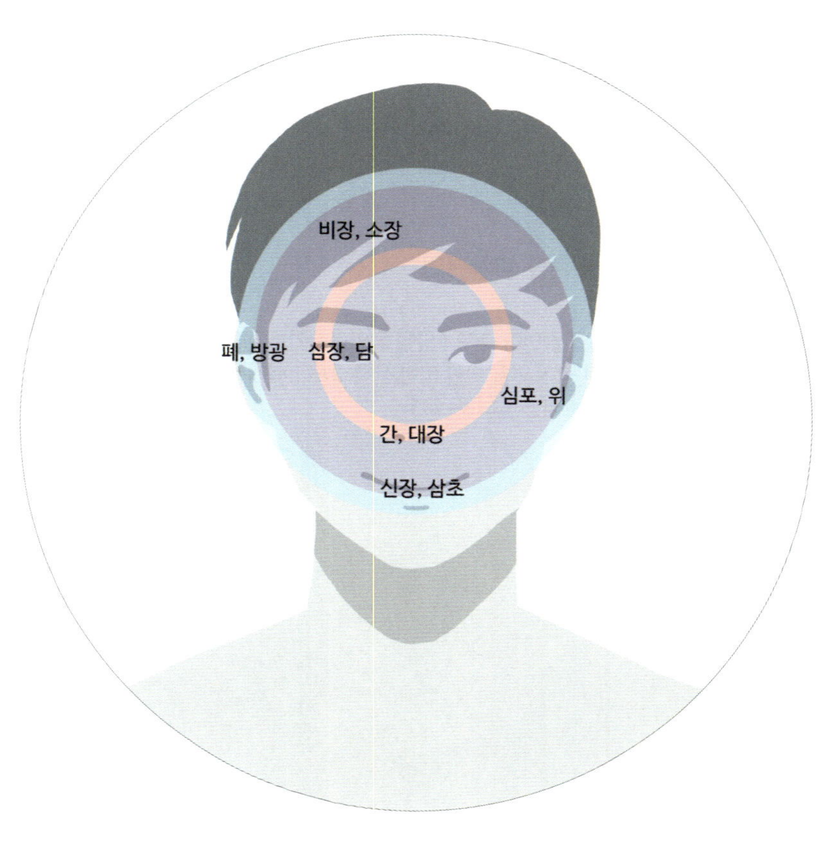

비장, 소장
폐, 방광   심장, 담
심포, 위
간, 대장
신장, 삼초
기 순환
혈 순환
중초 순환
(연결)

난청은 청각세포가 죽은 것이다?

- 저하된 청력은 회복할 수 없는가

- 세포의 사멸인가, 기능적 손상인가

- 귓구멍에서 청각피질까지 난청의 원인

- 나도 모르게 진행되는 청력손실

- 청력검사를 정교하게, 67밴드로 쪼개라

- 보청기 끼기 전, 가벼울 때 치료하라

저하된 청력은
회복할 수 없는가

이명을 동반한 난청 환자가 한의원에 와서 흔히 하는 말이 있다. 대학병원이나 대형 병원에서 "아직은 난청이 심하지 않으니까 견뎌보세요. 이명은 귀에서 소리가 나는 병인데 약이 없어요"라는 말을 듣고 왔다는 것이다.

한의사들 중에도 난청 환자를 처음으로 접하면 '세포가 죽은 게 아닐까'라고 생각하는 사람이 꽤 있다. '청각세포가 죽었으니까 못 듣는 것이겠지'라고 단순한 통념으로 생각하는 것이다. 그러나 조금만 다시 생각해보면 그렇지가 않다. 청각세포가 죽었다면 치료를 한다고 해서 나아질 리가 없지만, 한의원에서도 분명 개선되는 임상 사례가 있다. 그런 경우는 청각세포가 죽은 게 아니라 세포 대열이 흐트러졌거나 그저 기능을 발휘하지 못하고 있는 것이다.

몇 해 전 보청기를 낀 어머니를 딸이 모시고 내원했던 적이 있었다. 환자는 난청보다는 심한 이명이 괴로워서 찾아온 것이었다. 어머니가 듣는 이명 소리를 정확히 찾아내서 아픈 청각세포를 타깃팅해 음향자극으로 치료할 수 있다고 했더니, 보호자로 따라온 딸이 물었다. "사실은 제가 한림대 청각학과를 나왔는데요. 제가 학교에서 배울 때는 청각세포가 손상되면 불가역성(不可逆性)이어서 절대 회복이 안 된다고 배웠는데요. 선생님은 회복이 된다고 말씀하시네요?" 이렇게 난청은 고칠 수 없으니 견뎌야지 어쩔 수 없다는 선입견이 증상을 방치하는 배경이 되기도 한다.

아픈 청각세포를 타깃팅해서 음향자극으로 치료하는 법(TSC 소리 재활훈련)을 한의사들이 처음 접한 것은 2010년대 초반이었다. 시제품을 써봤는데 효과가 아주 탁월해서 개발자인 곽상엽 박사와 이야기를 나눌 기회를 만들었다. 원래 작곡가였던 그는 어느 날 갑자기 돌발성 난청이 찾아왔는데, 대학병원에서 치료 후에도 완전 회복이 되지 않았다. 결국 고칠 수 있다는 의료진을 찾지 못했고, 이후 미국으로 가서 직접 청각학까지 공부하게 되었다고 한다.

그는 '난청'이라는 말부터 짚고 넘어가고 싶어했다. '난청'이란 영어로 표현하면 hearing loss다. 청력을 완전히 또는 거의 상실한 상태인 deaf가 아니라 부분적으로 또는 정도의 차이가 있는 청력저하를 hearing loss, 즉 난청이라고 한다.

환자 중에는 경도난청(청력검사 결과 26~40dB)이 있는 걸 모르고 있다가 미세청력검사(67밴드)를 해보고 나서야 알게 되는 경우가 있다. 그중에는 너무 놀란 나머지 화를 내는 분도 가끔 있다. "병원에서 정상이라고 했고 귀가 들리는데 왜 나보고 난청이라 그러느냐"는 것이다. 그러나 난청은 완전히 안 들리는 청각장애와는 다른 뜻이다. 청력손실로 고음이든 저음이든 특정 주파수를 부분적으로 듣지 못하는 것을 말한다.

보통의 병원에서 실시하는 6밴드 순음청력검사에서 정상이 나왔다 해도 미세청력검사를 해보기 전에는 그 사람이 난청 환자가 아니라고 장담할 수 없다. 실제로 잘 듣지 못하고 불편함이 있는데도 '정상'이라는 검사 결과를 고집한다는 건 이상한 일이다. 여기에 대해선 의문을 품어야 한다. 그 사람의 내이(inner ear)에서는 특정 주파수를 담당하는 청각세포(유모세포)가 어떤 이유에서인가 지쳐 힘들다고 뻗어 있을지 모른다.

내이의 유모세포는 약 15,000개가 존재하며, 각각 담당하는 주파수 영역이 있다. 그 많은 청각세포 중에서 어느 주파수 영역이 손상됐는지는 난청 환자마다 다르다. 따라서 갑자기 안 들리기 시작한 사람이든, 서서히 청력이 나빠진 사람이든, 난청 치료가 되려면 두 가지가 필요하다. 첫째 어느 주파수 영역에 문제가 생겼는지 알아야 하며, 둘째 문제가 생긴 청각세포에 유효한 자극을 적합하게 줄 수 있어야 한다. 이게 가능하려면 기존의 청력검사보다 훨씬 정교한 미세청력검사를 할 수 있어야 하며, 아픈 청각세포를 회복시키는 맞춤형 음향자극 기술이 있어야 한다. 그것이 바로 역치음향조절, 즉 TSC(Threshold Sound Conditioning) 기술이었다.

NES 한국지부의 한의사들은 10년 동안 TSC 소리재활훈련을 한의학적 치료와 함께 적용해본 결과 이런 결론을 내렸다. "난청은 유모세포(hair cell)를 타깃팅해서 자극하는 소리재활훈련을 통해 획기적으로 나아질 수 있다."

한의계에서는 이전부터 한의학 기술로 난청, 이명을 고쳐온 임상 사례들이 있었다. "귀는 신장(腎)이 주관한다"는 문헌적 근거에 따라 치료하는 경우가 많은데, 30여 년간 쌓아온 이내풍의 치료 통계를 보면 그게 절대적인 것은 아니었다. 난청, 이명은 기능적 질환 관점에서 입체적으로 치료해야 한다. 특히 난청은 이명과 비교를 해도 치료가 힘들고 어느 정도 한계가 있었다. 이명은 한의학적 기술이 치료에 적정한 수준의 효과를 미치는 반면, 난청은 그게 좀 더 어려웠다. 대신 과학기술의 발달로 우리가 만난 미세청력검사(67밴드, 134밴드)와 TSC 소리재활훈련은 난청 치료의 성과를 좀 더 정밀하게 높여주었다.

"선생님 말이 잘 분별이 안 돼요. 선생님 입만 쳐다보고 있어요", "보청기를 맞추라고 권유받았는데, 제가 보청기 끼는 게 꺼려져요. 보청기 없이 귀가 좋아질 수 있을까요?", "예전에 돌발성 난청을 앓았는데 완전히 회복이 안 됐어요. 지금 치료해도 나아질까요?"

많은 환자들이 한의원에 오면 이런 말들을 한다. 그러면 반복해서

하게 되는 말이 있다. "모든 난청이 다 치료가 되는 것은 아닙니다. 우선 치료할 수 있는 범위 내에 있는지 알아야 합니다. 먼저 전음성 난청인지 감각신경성 난청인지 확인해봐야 하는데, 중이검사를 받아본 적이 있으신가요?" 환자들이 이런 질문에 자신있게 대답하는 경우는 의외로 드물다. 그래서 그분들에게 어렵지 않게 설명할 수 있는 가이드북이 필요하다고 생각한 결과가 바로 이 책이다.

'듣는다'는 것은 좀 복잡한 과정을 거쳐 이루어지는 일이다. 수술이나 보청기 없이도 저하된 난청을 회복할 수 있다는 것은 모든 난청에 해당하는 건 아니다. 병원에서 더 이상 치료할 것이 없다고 해서 한의원으로 왔다는 환자들은 감각신경성 난청이 대부분이다. 그래서 청각세포 이야기를 하는 것이다. 특정 주파수의 소리가 안 들릴 때는 그 소리를 담당하는 청각세포가 죽은 것이 아니라 여러 가지 원인들(소음, 정신적 충격, 감정 손상, 다양한 스트레스 자극)로 인해 지쳐 쓰러져 있다고 보는 것이 대부분 맞다. 일부 청각세포가 쓰러져 있으면 세포의 배열 상태가 무질서하게 무너지는데, 그것을 조율하고 손상된 세포의 기능을 회복시키는 것이 치료에 포함돼야 한다. 기존에 병원에서 실시하고 있던 소리치료는 이명을 덮기 위해 더 큰 소리의 백색잡음을 듣는 방식이 대부분이었다. 그런데 이는 치료라기보다는 일시적으로 소리가 안 나게 강렬한 자극을 주는 것일 뿐 청력 그 자체는 점점 나빠지는 방향으로 갈 수밖에 없다.

반면 손상된 청각세포를 타깃팅해서 TSC 소리재활훈련을 받고 있는 환자들은 실제로 청력이 좋아진다. 처음 내원할 때 보청기를 끼고 왔던 환자가 꾸준히 치료를 받다 보니 보청기 성능을 낮추게 됐다거나 보청기를 벗었다는 경우가 꽤 많다. 안경으로 치면 도수가 낮아진 셈이다.

이런 사례가 워낙 많다 보니 난청은 불가역적이라는 의학 교과서가 바뀌어야 한다는 생각이 든다. 한번 손상된 청각세포나 청신경은 회복되지 않는다는 말은 절대적이지 않다. 만약 난청이 불가역적이라면 그동안 치료된 수많은 환자들은 어떻게 설명할 수 있겠는가.

세포의 사멸인가, 기능적 손상인가

청력검사를 하면 소리의 크기를 나타내는 단위인 데시벨(dB)로 결과값이 나온다. 귀가 소리를 얼마나 잘 들을 수 있는지, 즉 청력역치(threshold)를 나타내는 것이 데시벨이다. 25dB 이하를 정상 청력으로 보는 것이 보통인데, 데시벨 값이 높을수록 청력손실이 크다는 의미다. 특정 주파수의 소리를 볼륨이 높아졌는데도 못 듣는다는 뜻이기 때문이다.

청력검사에서 40dB이 나온 환자가 보청기 끼기가 싫다면서 찾아온 적이 있었다. 특이사항은 오른쪽 귀가 소이증(小耳症)이었다는 것인데, 선천적으로 귓바퀴 형성이 잘 되지 않아 귓구멍이 막혀 있었다. 그런데 왼쪽 귀마저 난청이 왔고 이비인후과에 갔다가 보청기밖에 방법이 없다는 말을 듣고 망설여졌던 것이다.

한의원에서 다루는 감각신경성 난청의 치료는 두 가지 문제를 해결하는 과정이다. 첫째는 청각세포의 문제, 둘째는 내이에서 전기신호가 뇌까지 전달되는 과정의 문제를 개선하는 것이다. 이 환자는 중이(middle ear)의 상태는 어쩔 수 없지만, 내이(inner ear)는 되돌려볼 수 있겠다는 판단이 들었다. "9개월에서 1년 정도 치료를 꾸준히 받을 마음이 있으신가요?" 하고 물었더니, "낫는다면 무조건 해야죠"라며 절박한 마음을 표현했다. 소리의 전기신호가 대뇌 청각피질까지 전달되는 경로가 약화됐지만, 본격적으로 나아지는 데 시간이 걸린다는 점만 견딘다면 훨씬 좋아질 수 있을 것이었다.

1930년대부터 1970년대까지 난청에 대한 연구는 청각세포 사멸이 대략 30~50dB의 청력손실을 초래한다는 것에 중점을 두었다. 당시엔 "난청은 청각세포 사멸에 의한 것이다"라는 견해가 지배적이었다. 그러나 1970년대 이후 청각세포가 사멸하지 않은 상태임에도 불구하고 10~40dB의 청력손실이 발생할 수 있다는 사실이 알려졌다. 그로 인해 청각세포가 죽지 않았음에도 불구하고 난청이 발생하는 이유를 설명하는 메커니즘이 오늘날까지 연구되었고, 그 결과 TSC 기술과 소리재활훈련의 탄생으로 이어진 것이다.

그러나 '한번 손실된 청력은 다시 복구할 수 없다'는 의학적 통념이 고정관념으로 고착화되어, 이전 개념에 의문을 품지 않고 그대로 받아들이는 의료인들도 많이 있다. 그러다 보니 환자들도 청력손실(hearing loss)이란 말을 '청각세포가 죽었다'로 받아들이는 경우가 많다. 0% 손실이 없는 상태와 100% 손실이 있는 상태의 두 가지만 있는 것으로 생각하는 것이다.

"이명은 낫지 않으니 평생 친구처럼 적응하고 사세요", "난청은 절대 낫지 않습니다. 다행히 아직은 보청기를 할 상태는 아닙니다. 지내시다가 많이 힘들면 그때 다시 찾아오세요." 환자들은 병원에서 이런 말을 들으면 불안해진다. 치료가 안 된다는 이야기를 하도 듣다 보니, 한의원에 와서도 믿질 않는 사람이 있다. "난청이 정말 좋아진 사람이 있어요? 증거 있어요?" "난청은 안 낫는다고 그러던데 선생님은 어떻게 낫는다고 하세요?" 그러면서 자꾸 따진다. 가는 곳마다 부정적인 말을 들었으니 의문이 드는 것도 이해는 간다. 어떤 사람이 얼마간 치료를 받았고 어느 정도나 나아졌는지 아는 것은 환자 입장에선 중요한 일이다. 의료인과 환자 간에는 신뢰가 있어야 치료를 진행할 수 있으니, 이 또한 책을 쓰는 계기로 작용했다.

청각세포가 죽어서 치료가 안 되는 것이라면 스테로이드 주사를 놓으면서 나아지기를 기대하는 것도 이상한 일이 된다. 죽은 사람에게 약물을 투여하면서 깨어나기를 기대하는 것과 같은 이치가 되니 말이다. 청각세포가 죽은 것이 난청이라면, 보청기를 켜도 소리가 안 들려야 맞다. 간단한 논리로, 죽으면 비명도 지를 수 없다. 난청 환자에게 이명이 들리는 것은 청각세포가 "나 죽을 것 같아. 살려줘"라고 비명을 지르는 것이다. '청각세포가 죽었다'는 표현은 여기에 적합하지 않다. 지치고 힘들어서 쓰러져 있는 청각세포는 허약한 상태이기 때문에, 소음을 피하고 피로와 스트레스를 극복하도록 노력해야 한다. 사실 잠만 푹 잘 수 있게 도와주어도 기운을 차려 난청, 이명은 개선의 방향으로 갈 수 있다.

그 옛날 시골에서 방학이 되면 아이들이 다니던 오솔길이 사라지는 일이 있었다. 아이들이 학교를 안 가니까 오고가는 발길이 드물어져 길이 없어진 것이다. 난청, 이명도 방치하면 내이 달팽이관에서 더뇌 청각피질까지 연결되는 청각신경로가 약화된다. 그렇게 되면 난청은 고착화되고 환자는 대인관계에 어려움이 생겨 인지력 저하, 우울증 위험도 증가한다.

한의계에서도 그동안 "난청, 이명을 고쳤다"는 임상 사례를 이야기하는 사람들은 있었다. "신기(腎氣)는 귀와 통하므로 신장이 조화로워야 귀가 오음을 들을 수 있다"거나 "성생활을 지나치게 하거나 힘겹게 일하거나 중년이 지나 중병을 앓아서 신수(腎水)가 고갈되고 음화가 떠오르기 때문에 귀가 가렵거나 귀에서 늘 소리가 나는데, 매미 우는 소리 같기도 하고 종이나 북 치는 소리 같기도 하다"는 등 옛 문헌의 내용을 근거로 들기도 한다. 그런데 난청, 이명은 실제로는 다양한 병인에서 비롯된 복합적인 질병이다. 이내둥에서는 맥진기로 오장육부의 병인을 들여다보며 자료를 축적해왔는데(『맥진, 몸과 마음을 읽다』 참조), 이명만 해도 실제 수많은 임상 사례 중 가장 많은 경우는 신허(腎虛)가 아니라 기허(氣虛)였다(『이명 한의학』 참조).

NES 한국지부에도 손실된 청력이 개선된 임상사례가 연달아 보고되고 있다. 다시 말하지만 이것은 사멸한 청각세포를 살려냈다는 뜻이 아니다. 그 어떤 것도 죽은 것을 되살릴 수는 없다. 청력을 개선하는 치료는 지치고 쓰러져 힘들어하는 청각세포에 에너지를 불어넣고 건강을 회복하도록 만드는 치료다.

인간이 죽었다가 살아날 수 없는 것처럼 세포도 죽었다가 살아날 수 없다. 감각신경성 난청은 청각세포가 죽어서 발생한 게 아니기 때문에 회복할 수 있는 것이다. 잠시 기능이 떨어져서 자기 역할을 수행하지 못할 뿐이니, 쓰러진 사람을 돌볼 때처럼 해야 한다. 그 돌봄의 방법이 바로 한약이고 약침이고 소리재활훈련이고 뇌파훈련인 것이다.

귓구멍에서 청각피질까지
난청의 원인

  인간이 들을 수 있는 청력의 범위는 20~20,000헤르츠(Hz)의 주파수라고 한다. 그중 고음역이나 저음역의 어느 일정한 음역만 듣지 못할 수가 있다. 하나 또는 다수의 주파수 영역에서 소리를 잘 듣지 못하는 것이 난청(hearing loss)이다.

  난청을 문제가 있는 원인 부위에 따라 분류하면 크게 두 가지로 나눌 수 있다. 첫째, 외이나 중이에서 소리의 전달이 원활하지 않은 전음성 난청이 있다. 전음성 난청은 귀지로 막힌 가벼운 증상일 때도 있지만, 고막 손상, 중이 질환, 중이의 뼈가 굳는 이경화증, 이관협착증 등의 원인으로 발생한다. 이때는 대부분 이비인후과의 처치나 외과적 수술로 치료할 수 있다. 혹시라도 치료가 어려울 경우에는 보청기를 권유받게 된다.

둘째, 내이 유모세포나 청신경이 손상되어 대뇌에 청각 신호를 전달하지 못하는 감각신경성(감음성) 난청이 있다. 이 책에서 다루고 있는 것이 바로 감각신경성 난청인데, 소음 노출, 노화, 유전적 요인, 이독성(耳毒性) 약물 등의 영향으로 발생하는 것으로 알려져 있다. 말초 청각기관뿐 아니라 중추신경계, 특히 뇌의 기능적 변화 또한 중요한 영향을 주는 것으로 보고되고 있다. 이비인후과에서는 혈액순환개선제 처방을 주로 하지만, 정말 그것으로 나아졌다는 경우는 아직까지 들어본 적이 없다.

강의나 연설을 들을 때를 생각해보자. 마이크를 통해 연설자의 소리는 전선을 타고 앰프에서 증폭되며, 다시 전선을 타고 스피커로 전달된다. 이와 비슷한 과정이 인체 내에서도 발생한다. 음파가 귓구멍으로 들어가 외이도를 통과하면 중이의 고막에서 증폭된다. 중이의 이소골(망치뼈, 모루뼈, 등자뼈)을 통해 내이로 전달된 소리는 달팽이관에서 전기신호로 바뀌어 다시 청신경을 타고 대뇌 청각피질로 전달된다. 이것이 소리가 인지되는 과정이다.

난청은 청각기의 어느 부분에 병변이 있는지에 따라 증상이 다르며, 어느 정도 크기의 소리가 안 들리는지 증상의 정도도 사람마다 다르다. 일반적으로 25dB 이하의 소리를 듣지 못하면 난청이라고 분류한다. 경도난청은 소곤거리는 소리가 잘 들리지 않는 경우다. 조용한 곳에서 얼굴을 보고 대화하는 데에는 문제가 없지만, 잡음이 많이 들리는 커피숍 같은 곳에서는 대화가 쉽지 않다. 중도난청은

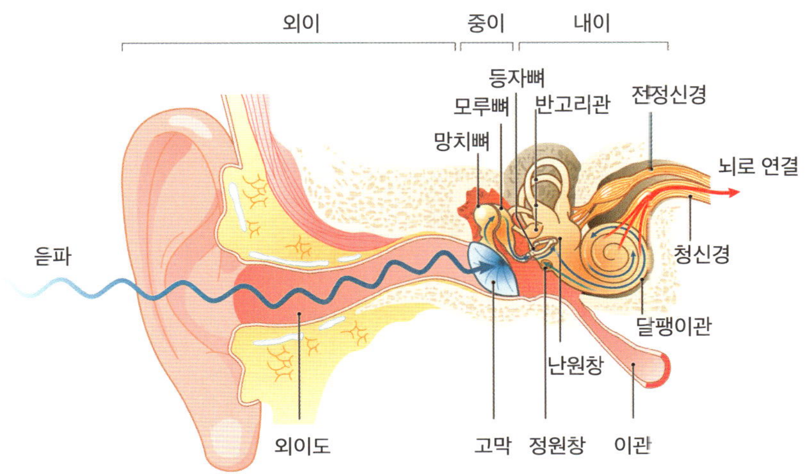

그림 1-1 **소리가 전달되는 과정**

큰소리라면 들리는 경우다. 그러나 보통 크기로 대화하거나 회의를 할 때면 상대방의 말을 놓치기 일쑤다. 고도난청은 마즈보고 대화해도 들리지 않는 경우가 많으며, 귓가에서 큰 목소리로 말하면 들을 수 있다. 심도난청은 전화벨 소리가 들리지 않고 보청기를 착용해도 거의 들리지 않는다. 외이나 중이에 문제가 있는 전음성 난청일 때는 아무리 증상이 무거워도 웬만해서는 70dB 이상은 되지 않지만, 고도와 심도난청은 청력역치가 그 이상이다(난청의 수치는 [표 1-6] 참조).

난청의 모든 원인을 나열해 본다면, [표 1-1]과 같을 것이다.

난청의 종류는 굉장히 다양해 보이지만, 대한이과학회 자료에 따

[표 1-1] 병인에 따른 난청의 종류

난청의 원인	병의 원인	한의원 치료
선천성 난청	유전적: 유전성 난청의 약 30%는 보통염색체 우성 감각신경성 난청이다. 기형을 운반하는 어느 한 유전자를 부모 중 한쪽에서 상속받으면 난청이 된다는 뜻.	불가
	비유전적: 임신 중 감염(풍진, 홍역, 수두, 헤르페스, 매독, 인체면역결핍바이러스), 출산 시 심한 황달이나 산소 결핍, 신생아 감염(수막염, 뇌염, 패혈증)	불가
중이의 문제	삼출성 중이염: 이관(유스타키오관)이 제대로 작동하지 못해 중이가 삼출액이라는 점액으로 막히는 현상이 3개월 이상 지속되는 경우. 자주 감기에 걸리거나 알레르기, 담배연기 등 환경물질에 민감한 경우가 많다.	불가
	고막 파열: 귀를 잘못 후볐을 때, 다이빙할 때 압력에 의한 손상, 어릴 때 감염으로 약해진 고막에 물이 들어간 경우 등. 단순한 구멍은 40dB까지 경도난청을 유발	불가
	진주종: 중이염의 일종. 고막 안쪽에 생기는 피부각질 덩어리로 주변의 뼈를 파괴할 수 있다.	불가
	이경화증: 고막의 진동을 내이로 전달하는 이소골의 일부가 과증식해 딱딱해지는 것	불가
내이의 문제	메니에르: 달팽이관 내 림프액이 과도하게 생성되거나 흡수에 문제가 생길 때 전정기관에 문제가 생겨 어지럼증, 귀폐색감 등이 동반된다.	가능
소음성 난청	군부대 소음, 산업 소음, 이어폰, 시끄러운 음악 등에 노출됐을 때 개인의 감수성에 따라 발생. 소리 강도나 노출 시간과 관련 있다.	가능
노인성 난청	나이 들면서 유모세포 수가 점차 감소하며, 코르티 기관으로부터 내유모세포가 관장하는 범위가 줄어들어 발생.	가능
돌발성 난청	전음성 난청: 귀지, 스쿠버다이빙, 추운 날씨의 비행, 폭발소리 노출, 교통사고 등으로 인한 직접적 두부 충격	불가
	감각신경성 난청: 폭발에 의한 손상, 달팽이관에 타격을 주는 압력 변화, 수막염, 볼거리, 청신경종, 헤르페스 바이러스 감염, 내이의 혈관 혈전 등	가능
신경의 문제	청신경종: 제8 뇌신경인 전정와우신경을 감싸고 있는 신경초에 발생하는 양성 종양	불가

르면 국내 난청 환자의 70~90%는 감각신경성 난청이다. 대부분 내이의 문제란 뜻인데, 한의원으로 오는 난청 환자는 거의 여기에 해당한다. 유모세포의 물리치료를 돕는 TSC 소리재활훈련을 적용하는 것도 내이에 문제가 있는 환자들이기 때문이다.

환자들은 이비인후과에서 각종 검사와 함께 난청 진단을 받고 왔음에도 불구하고 자신이 어떤 검사들을 했는지 잘 인지하지 못한다. 이 병원 저 병원 여러 군데 다녀봤다는 환자에게 "중이의 문제인지 내이의 문제인지 얘기 들으셨나요?" 물어보면 잘 모르는 경우가 많다. 그럴 때는 순음청력검사와 함께 중이검사까지 실시하고 진단을 내리기도 한다.

현대 의학에서 감각신경성 난청은 소음성 난청, 노인성 난청, 돌발성 난청으로 나눈다. 그런데 한의학에서는 같은 증상, 같은 질병이라도 환자의 상태나 병의 원인에 따라 다른 치료를 하므로 별도의 한의학적 분류를 따른다(2부에서 살펴볼 것이다). 어쨌든 환자들은 이게 제일 궁금할 것이다. "그래서 어떤 경우에 한방 치료를 할 수 있다는 거예요?" 심플하게 생각하면, 병변이 있는 부위에 따라 나누면 된다. 외이나 중이에 원인이 있으면 전음성 난청이고, 내이나 청신경·뇌신경에 원인이 있으면 감각신경성 난청으로 한의원에서 치료할 수 있다.

그런데 간혹 청신경의 장애로 발생한 종양 때문에 난청이 발생해서 온 환자가 있다. 이때는 먼저 병원으로 가서 수술을 해야 하는지 상담해보기를 권한다. 왜냐하면 한의학이란 조직을 다루는 학문이 아니기 때문이다. 서양의학의 기술은 조직 단위의 질병에 탁월한 반면, 한의학은 인체를 기능이나 시스템으로 바라보는 것이 탁월하다. 어느 쪽이 더 우위에 있는가 하는 문제가 아니라, 서로 잘하는 영역이 다른 것이다.

청력 개선이 어렵다는 의학적 통념이 현재까지 여전함에도 불구하고, 감각신경성 난청은 한의원에서 청력 개선 사례가 많이 나온다. 그 이유는 인체를 통합적으로 바라보는 한의학적 관점에 기술이 더해져 난청의 악화 요인을 통제할 수 있었기 때문이다.

나도 모르게 진행되는
청력손실

의사도 사람이고 한의사도 사람인지라 난청이나 이명의 경험을 가지고 있는 한의사들도 있다. 한 명의 이야기를 들어보자.

"2010년쯤 대한한의사협회에서 일했을 때다. 그날은 오랫동안 추진했던 일의 결과가 확정된 날이었다. 기분이 좋아서 회장과 임원진들이 함께 가서 회식을 했고 그날따라 술을 엄청 많이 마셨다. 다음날 아침에 일어났는데 몸 상태가 뭔가 이상했고 귀 바로 앞쪽에서 낯선 소리가 들렸다. 손가락을 갖다대 봤는데 턱관절을 지나는 혈관의 움직임이 느껴졌다. 혈관박동성 이명이었다. 그 이후로 지금까지 웬만하면 술을 삼가고 있다. 평상시에는 괜찮다가 술을 마시면 이명이 나타나기 때문이다. 그때 청력검사를 해봤는데 오른쪽은 정상이었지만 왼쪽에 45dB의 난청이 나왔다. 평소 의사소통에 문제를 느낀 적이 없어서 모르고 있었는데, '아 이거 심각하네' 싶었다."

이명이란 원래 뇌에서 인지하는 과정에서 생긴 문제이기 때문에 외부에서 들어온 소리가 없는데도 불구하고 나에게만 들리는 소리다. 매미 소리, 바람 소리, 물 소리, 기계 소리, 맥박 소리, 개구리 소리, 귀뚜라미 소리, 냉장고 소리 등 환자들이 표현하는 이명 소리는 다양하다. 그런데 혈관박동성 이명은 청각의 문제가 아니라 몸 안의 문제로 생긴 체성(體性) 이명이라서, 타인이 청진기 등을 통해 맥박이 뛰는 것 같은 이명 소리를 환자와 똑같이 들을 수 있다는 점이 다르다.

만약 혈관박동성 이명이 심리적인 긴장이나 흥분으로 인해 특별한 상황에만 발생하는 것이 아니라, 혈관의 기형이나 조직학적인 문제로 발생하는 것이라면 한의원에서는 치료가 안 된다. 오히려 한의학으로 치료가 잘 되는 경우는 일정하게 규칙적으로 들리는 이명이 아니라, 어떨 때는 들리다가 어떨 때는 안 들리는 이명이다. 가미귀비탕(加味歸脾湯)이나 시호가용골모려탕(柴胡加龍骨牡蠣湯) 같은 한약은 일본에서도 많이 이용되는 한의학적 치료법인데, 일본에서는 병원에서 의사가 한약을 쓰기 때문에 수술 없이 혈관박동성 이명을 치료한 사례를 많이 볼 수 있다.

한의원에서는 감각신경성 난청만 다룬다고 했지만, 전음성 난청이든 혈관박동성 난청이든 심인성이 겹쳐 있고 복합적으로 발생하는 경우라면 치료를 시도한다. 청신경종양 수술 이후에도 난청이 호전되지 않은 경우, 한의학적 치료를 통해 청각 기능을 악화시키는 요인을 조절함으로써 증상의 개선을 기대할 수 있다. 사카타 히데아키 NES 이사장은 이 부분에 대한 의견을 말한 적이 있다. 치료자의 관점이 아니라 불편을 직접 경험하는 환자의 관점에서 질병을 바라볼 때, 난청 치료는 단일 접근이 아닌 입체적이고 통합적인 접근이 필요하다는 것이다.

"난청이 있네요"라는 표현은 반드시 일상적으로 듣기가 어렵다는 뜻만 있는 것은 아니다. 대한민국 평균연령이 어느덧 45세(2024년 기준)가 넘어가는 시대가 되었다. 그만큼 자기도 모르는 사이에 청력손실을 안고 있는 사람이 많을 것이라고 짐작할 수 있다. 본인이 감지하는 듣기 어려운 상태가 아니어도 청력손실은 얼마든지 있을 수 있다. 청력은 양측 귀의 달팽이관에 형성된 각각 30여 개의 청각필터 성능에 의해 종합적으로 형성된다. 이러한 청각필터 중 어느 한 요소에만 문제가 발생한 경우에는, 실제로 듣기 어려움을 느끼는 감각적 난청 상태로까지 진행되는 경우는 드물다. 그러나 이런 상태도 명백히 청력손실로 간주하여 접근하는 것이 예방 차원에서 환자에게 훨씬 유리하다.

사실 경도난청을 보유한 사람들 중에는 듣고 사는 데 별로 지장이 없는 사람들이 많다. 이만복(가명) 씨는 4밴드 순음청력검사에서 왼쪽은 4,000Hz에서만 50dB, 오른쪽은 2,000Hz에서 30dB, 4,000Hz에서 35dB이 나타났고 나머지는 20dB을 넘지 않았다. 정상 수치인

25dB을 넘는 구간이 양쪽에서 3군데나 나타난 경도난청 환자다. 그러나 그는 스스로 난청 상태를 느끼지 못했다. 이 사례만 봐도 난청을 4밴드 순음청력검사로 규정하는 것은 무리라는 걸 알 수 있다. 4밴드 순음청력검사는 인간이 듣는 주파수 영역을 4분법으로 나누어 평균해서 추산한 것으로 대략적인 것에 지나지 않는다(6밴드라 해도 마찬가지다).

"이만복 씨는 21번 청각필터에 약 50%의 청력손실이 발생했습니다. 이대로 방치하면 21번 청각필터 기능이 100% 손실될 가능성이 있습니다. 빨리 조치를 취하지 않으면 21번 청각필터에 속한 청각세포들이 다 죽게 될지도 모릅니다." TSC 기술을 개발한 곽상엽 박사는 이런 식으로 표현하는 것이 치료에 더 도움이 되지 않겠냐고 말한 적이 있다.

청각은 단일 청신경이 아닌 여러 청신경이 다발로 연합하여 특정 주파수를 처리한다. 예를 들어 1,000Hz 주파수를 듣는 청신경은 단일(single) 신경섬유가 아니고 수십 개, 수백 개의 근접한 단일 신경섬유가 연합된 다발(bundle) 신경섬유다. 게다가 인체의 청각신경 반응은 본질상 네트워크 반응이다. 그래서 특정 소리를 처리하는 방식에 있어서 아예 포기하는 일이란 결코 없다.

그러면 이만복 씨에게 발생한 21번 청각필터의 50% 기능손실 문제는 해결할 수 있을까? 여기에 속한 유모세포 그룹의 50% 청력저하는 과연 복구가 가능할까? 지금까지의 연구 결과로 말한다면, 21

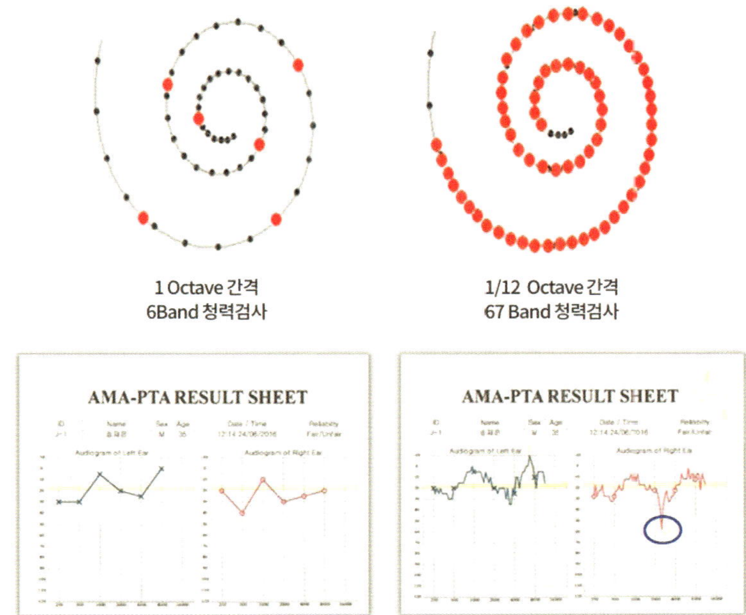

그림 1-2 **6밴드 청력검사와 67밴드 미세청력검사**

번 청각필터의 성능은 10명 중 7~8명의 비율로 어느 정도 복구가 가능하다. 50%의 청력손실이 0%의 손실로 돌아오는 경우가 있는데, 이때는 100% 완전 복구라고 말할 수 있을 것이다. 50%의 청력손실이 25% 손실 수준으로 돌아오는 경우도 있는데, 이것은 50% 정도 복구됐다고 말할 수 있다. 컴퓨터 하드디스크 손상이 발생하여 복구를 맡겼더니 "데이터 복구율이 50% 정도에 이른다" 또는 "100% 복구됐다"고 말하는 것과 같은 이치다.

청력검사를 정교하게, 67밴드로 쪼개라

　임상적으로 봤을 때 난청(감각신경성 난청)을 일으키는 3대 원인은 소음, 피로, 스트레스다. 한의학적으로 말하면, 피로가 누적되고 노화가 오면서 나타나는 기허(氣虛)가 첫 번째 악화 요인이다. 스트레스, 긴장, 분노, 충격 등 칠정(七情)이 악화 요인으로 작용하는 것은 두 번째다.

　자신에게 난청이 있다는 사실을 몰랐던 환자가 한의원에 찾아오는 이유는 주로 이명 때문이다. "병원에서 이명은 치료가 안 된다고 했지만 잠을 잘 수가 없어서 왔다"는 식으로 하소연한다. 난청에 대해서는 "대학병원에서 청력검사를 했는데 정상이라던데요"라는 식으로 말하는 경우가 참 많았다. 처음에 우리는 이 대목이 강한 의문이었다. "청력검사가 정상이라는데 왜 이명이 있을까?"

나중에야 안 사실은 대부분의 병원이 실시하는 6밴드 순음청력검사에 맹점이 있다는 것이다. 순음청력검사란 하나의 주파수를 가진 전기적 순음(pure tone)을 발생시켜, 어떤 주파수에서 어느 정도의 소리를 들을 수 있는지 검사하는 것이다. 정확한 주파수와 강도를 가진 순음을 만들어내는 장치를 통해 다양한 주파수를 검사자가 들려주고 피검자가 들을 수 있는 최소한의 소리 크기(dB)를 측정한다. 그 크기가 청력역치다.

6밴드 검사는 피아노 건반에 비유하면 한 옥타브 간격으로 건너뛰며 측정하는 검사다(그림 1-2 참조). 때로는 케이크 즈각으로 비유하기도 하는데, 케이크에 벌레가 들어가 있다고 해보자. 어디에 있는지 알아내기 위해 6등분으로 조각을 내서 살피는 것이다. 6조각으로 잘라보고 벌레가 안 보이면 "이 케이크에는 벌레가 없다"고 결론을 내리는 것이 6밴드 검사인 셈이다. 250 · 500 · 1,000 · 2,000 · 4,000 · 8,000Hz 등 6개의 주파수 구간만 살펴보고 난청 여부를 판별하기 때문에 당연히 정밀함이 떨어진다.

청력검사는 달팽이관 유모세포의 감청능력, 즉 청력을 파악하기 위해서 필요하다. 67밴드 검사는 피아노의 한 옥타브 12개 건반을 하나하나 일일이 확인하는 것과 같다. 피아노 조율을 하는데 한 옥타브 간격으로 눌러보고 조정하는 게 아니라 흰건반, 검은건반을 모두 눌러보고 조율을 하자는 취지다. 6밴드 검사에서 정상 판정을 받았어도, 67밴드 미세청력검사에서는 실제로 난청 소견이 자주 발견된다.

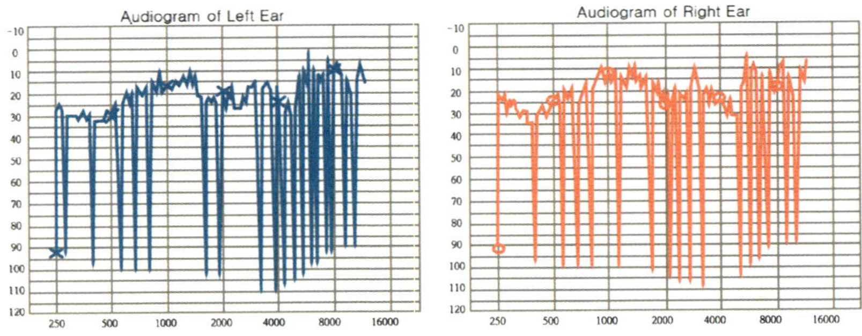

그림 1-3 **134밴드 청력검사의 예**

[그림 1-3]은 45세 여성의 134밴드 순음청력검사 결과다. 그녀는 머리 전체와 귀에서 이명이 들린다며 견디기 힘들어했다. 병원에서는 3번이나 청력검사를 했지만 그때마다 '정상'으로 나왔다며 도대체 이유가 뭔지 알고 싶다고 호소했다. 그런데 미세청력검사를 실시했더니 그림에서 보듯이 왼쪽 한쪽만 살펴봐도 19군데 청력손실이 있는 것을 볼 수 있었다.

내이 달팽이관에 있는 유모세포들은 각각 담당하는 주파수가 있다. 67밴드 미세청력검사는 주파수 영역을 67개로 나눠 청력검사를 시행한다. 이를 통해 청력 상태를 훨씬 세밀하게 살펴볼 수 있다. 좀 더 정밀한 134밴드가 있지만 1시간이 넘게 걸리는 검사라 환자들이 지루해하기 때문에, 임상 현장에서는 15분이면 검사가 끝나는 67밴드를 주로 사용한다. 그 검사 결과에 따라 지쳐 쓰러져 있는 유모세포 구간을 찾을 수 있다. 그 손상 구간의 유모세포에 맞는 주파수변

조 음향자극과 진폭변조 음향자극을 환자가 듣게 함으로써 손실된 청력을 복구하는 것이 TSC 기술이다.

TSC 기술은 0.2mm 단위로 미세하게 분할하여 손상 세포의 위치를 정확히 조준해 자극할 수 있다. 손상 구간에 따라 선택적으로 자극하는 것이기 때문에 맞춤 치료가 가능하다. 유모세포는 물리적 진동을 일으켜 전기를 발생시키는 운동세포다. 그런 면에서 보면 물리적 자극에 의한 치료가 좋은 효과로 이어진다는 건 자연스러운 결과다. 이런 소리재활훈련에 더해 한약, 약침, 추나, 뇌파훈련 등 한의학적 접근으로 악화 요인을 제거해가면 치료 효율은 더욱 좋아진다.

보통의 병원에서 실시하는 4밴드 또는 6밴드 청력검사는 자세히 살펴보면 평균의 함정이라는 맹점이 있다. [그림 1-4]에서 오른쪽 귀의 검사를 보면 2,000Hz에서 30dB, 8,000Hz에서 55dB 정도의 난청 구간이 보이지만, 6개 구간의 데시벨 수치를 모두 더해서 나누기 6으르 평균을 내면 25dB 이하로 나온다. 그러면 청력검사 결과를 "정상입니다"라고 알려주는 것이다. 왼쪽 귀도 역시 비슷한 패턴을 보이는데, 4밴드이든 6밴드이든 마찬가지다. 나누기 4를 해서 평균을 내느냐, 나누기 6을 해서 평균을 내느냐의 차이일 뿐이다. 세밀하게 주파수 구간을 나누지 않아서 난청을 발견하지 못하는 경우도 있지만, 6밴드 검사로도 알 수 있었던 난청인데 놓치는 경우가 있는 것이다. 하지만 이 과정을 알지 못하는 환자들은 답답할 뿐이다.

보통 병원에서 하는 6밴드가 아니라 미세청력검사(67밴드, 134밴드)

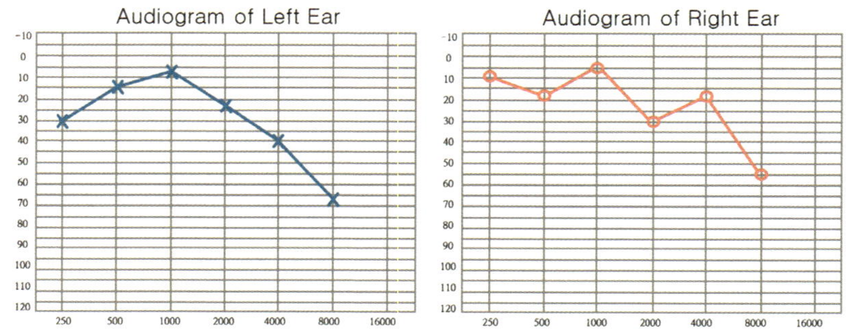

그림 1-4 **6밴드 청력검사의 예**

를 해보면 이명 환자에게 난청이 있는 비율은 80% 내외로 올라간다. 이때 이명 소리의 주파수는 청력손실을 보이는 주파수와 일치하는 경향성이 있다. 그러나 난청이 심할수록 이명의 강도가 커지냐 하면, 반드시 그런 것은 아니다. 이명은 순전히 귀의 문제만은 아니기 때문이다. 난청이 없는 이명 환자의 경우에는 이 사실이 악화 요인을 찾는 데 중요하다.

"골프 치다가 이명 걸렸어요"라는 사례도 있는데, 얼핏 뭔 말이냐 싶지만 숨겨진 부분까지 살펴보면 이상한 말도 아니다. 본인은 모르고 있었지만 난청 주파수 구간을 품고 있던 사람이 신경 쓸 일이 생겼다든가 소음에 노출됐을 때 트리거가 돼서 갑작스러운 이명이 나타날 수 있기 때문이다. 청각세포, 청신경이 안 그래도 힘들어서 겨우 버티고 있는데, 어떤 돌발적 요인으로 인해 비명을 지르며 뻗어 버린 것이 이명인 것이다.

보청기 끼기 전,
가벼울 때 치료하라

60대 후반의 남성 환자가 내원했다. 밤에 코골이가 아주 심한 나머지 부인은 시끄러워서 못 자겠다며 각방을 쓰고 있다고 했다. 그는 원래부터 비염이 있는 데다가 수면무호흡증까지 있었다. 젊을 때야 모르겠지만 아무리 부부 사이여도 코를 심하게 골면 따로 자는 것이 흔한 일이다. 이 사람은 난청을 고치려면 코골이부터 잡아야 했다.

일상생활에서 코골이가 소음성 난청의 원인이 될 수 있다는 걸 아는 사람은 드물다. "그런 설명은 처음 들어봐요"라고 말하는 사람도 있다. 비염도 흔히 볼 수 있는 난청의 원인인데 귀가 먹먹해지는 폐색감을 동반하는 경우가 많다.

난청이나 이명을 치료할 때는 청신경을 자꾸만 힘들게 만드는 요

[표 1-2] 2024년 이내풍 진료 통계

	나이	남(명)	여(명)	합계	
이명 (1,561명)	10~19	3	4	7	0.45%
	20~29	26	37	63	4.04%
	30~39	57	65	122	7.82%
	40~49	128	93	221	14.16%
	50~59	202	194	396	25.37%
	60~69	253	230	483	30.94%
	70~79	98	109	207	13.26%
	80~89	35	26	61	3.91%
	90~99	0	1	1	0.06%

	나이	남(명)	여(명)	합계	
난청 (614명)	10~19	2	2	4	0.65%
	20~29	8	16	24	3.91%
	30~39	20	28	48	7.82%
	40~49	32	32	64	10.42%
	50~59	61	56	117	19.06%
	60~69	93	73	166	27.04%
	70~79	78	56	134	21.82%
	80~89	29	27	56	9.12%
	90~99	0	1	1	0.16%

	나이	남(명)	여(명)	합계	
돌발성 난청 (319명)	10~19	5	1	6	1.88%
	20~29	13	16	29	9.09%
	30~39	18	33	51	15.99%
	40~49	32	34	66	20.69%
	50~59	34	41	75	23.51%
	60~69	38	35	73	22.88%
	70~79	7	6	13	4.08%
	90~99	5	1	6	1.88%

인을 환자가 본인 내부에 가지고 있는지, 아니면 외부의 어떤 환경에 있는지 찾아내는 것이 중요하다. 여기에는 맥파, 맥동, 심박변이도, 뇌파 등을 체크하는 과정이 따라온다. 그 요인을 파악해서 내 안에 원인을 품고 있다면 내 삶이 달라져야 되고, 환경의 탓이라면 그걸 벗어나야 치료가 탄력을 받는다.

소음성 난청 환자는 임상에서 흔하게 볼 수 있는데, 특히 직업 환경과 관련성이 크다. 국악을 한다는 사람이 내원한 적이 있다. 보청기를 맞췄지만 불편해서 사용하지 않고 있고 이명이 힘들어서 왔다고 했다. 그의 직업 환경을 생각해보면 장구, 징, 꽹과리 소리에 늘상 노출돼 있었을 것이다. 제자들을 양성하고 있다는 환자의 사정이 이해가 안 되는 건 아니지만, 악화 요소를 놔두고는 치료의 효과를 보기란 힘들다. 플러스와 마이너스가 동시에 진행되면 치료는 제자리걸음이다.

초고령화가 가속화되는 시대에 난청에 대한 대국민 교육도 중요하다고 생각한다. 스스로 알지 못하는 사이에 난청이 발생하는 경우는 앞으로 더 늘어날 것이므로, 우선 건강검진에서 하는 청력검사가 좀 더 정밀해지면 좋겠다. 요식 행위에 그치는 것은 아닌지 점검해봐야 한다고 생각한다. 난청에 악영향을 주는 소음이 생각보다 많다는 걸 환자들이 인지하고, 소음에 노출되는 환경을 피하려고 노력할 수 있으면 좋겠다.

2024년 이내풍 환자들의 나이대를 집계한 통계를 보건, 60대 이상

은 내원한 이유가 난청 58.14%, 이명 48.17%, 돌발성 난청 28.84%
였다. 그런데 난청, 이명은 60세 이상 노년층에만 발생하는 것이 아
니다. [표 1-2]를 보면 30대, 20대, 10대에서도 상당수의 난청, 이명
이 발생한다는 걸 알 수 있다.

특히나 젊은 층에 돌발성 난청이 많다는 것은 난청이 자기도 모르
는 사이에 갑자기 찾아오는 질병일 수 있다는 점을 보여준다. 그래
서 보청기를 껴야 하는 상태까지 가기 전에 경도난청의 가벼운 상태
일 때 치료해야 한다. 눈이 나빠지는 환경이나 습관을 피하듯이 귀
역시 언제든 나빠질 수 있다는 점을 인지하고 적극적으로 예방해야
한다.

Chapter 2

난청에 뒤따르는
이명, 어지럼증, 불면

- 난청만으로 병원에 오는 사람은 드물다

- 난청에 흔히 동반되는 어지럼증과 불면

- 가장 괴로운 증상은 난청보다 이명

- 귀와 뇌와 마음과 오장육부의 문제

- 맥파, 맥동, 뇌파로 병인을 찾는다

난청만으로
병원에 오는 사람은 드물다

난청의 문제는 귀의 문제만이 아니다. 난청 환자와 상담을 하다 보면 여러 가지 불편한 증상들을 다양하게 호소한다. 그저 '나이가 들면 청력은 점점 떨어지는 게 당연하지'라고만 여기기에는 환자들의 고통이 너무 크다. 귀와 관련해 초진에서 환자에게 들었던 이야기들을 통계로 내보면 다음과 같다. 환자들이 가장 많이 이야기하는 증상들을 순서대로 나열했다.

① 이명 ② 난청(소리를 잘 못 들어요) ③ 두통 ④ 어지럼증

⑤ 비염·코골이·수면 무호흡

⑥ 불면증 ⑦ 우울증 ⑧ 불안증 ⑨ 소화장애 ⑩ 관절통

난청이 있는지 스스로 인지하지 못하는 환자도 있어서 통계상 한 의원에서 가장 높은 빈도수로 호소하는 내용은 이명(귀울림)이다. 이명의 의학적 정의는 "외부에서의 소리가 없음에도 불구하고 소리를 느끼는 현상"이다. 사실 거의 모든 사람이 조용한 방에서 '삐~' 소리 같은 이명을 한 번쯤 느껴본 적이 있을 것이다. 그러나 3초 정도 잠깐 들렸다 사라지는 이명을 질병으로 분류하지는 않는다. 괴로워서 일상생활에 어려움을 느낄 정도의 잡음으로 인식할 때 이명을 질병으로 간주한다. "소리가 귀를 뚫고 가는 것 같아요"라며 괴로워하는 경우도 있다.

난청에 이명이 동반된 사람은 "귀를 솜으로 꽉 막아놓은 것 같아요. 꼬챙이로 막 쑤시고 싶을 정도예요"라면서 답답함을 토로하는 경우도 있다. 귓속이 먹먹하고 답답한 폐색감을 느끼는 것이다. 돌발성 난청이든 소음성 난청이든 노인성 난청이든, 난청에 폐색감이 함께 오는 환자는 너무 힘들어서 진료실에 들어올 때 얼굴 표정부터 다르다.

그 다음으로 "머리가 너무 아파요", "이명 때문에 괴로워 잠을 못 자요", "난청이 생기고 나서 우울해졌어요", "언제 나을지 모르니까 불안해서 못 견디겠어요", "소화도 안 돼요" 등의 표현은 반복해서 자주 듣는 것들이다. 대략 10가지 증상들 중에 개인마다 다른 여러 개의 증상들이 조합돼서 나타난다고 보면 된다. 그것들을 정확하게 진단하기 위해 한의원에서는 맥진검사, 뇌파검사, 심박변이도 검사, 체열

진단 등을 한다.

증상은 이명 하나만 놓고 봐도 간단치가 않다. 간혹 “머리에서 소리가 나는 것 같아요”라고 말하는 환자도 있다. 귀가 아니라 머리에서 소리를 느끼는 이명도 있어서 한의학에서는 이것을 ‘두명’ 또는 ‘뇌명’이라고 따로 부르기도 한다. 또 “어디에서 나는 소리인지 모르겠다”며 혼란스러워하는 환자도 있다.

이명, 귀폐색감 다음으로 환자들이 고통스러워하는 것은 불면이다. “밤새 소리가 들려서 잠을 못 자겠어요. 이러다가 영원히 안 나으면 전 어떻게 살아요?”라며 우울해한다. 난청에 동반되는 증상들은 당장 환자들의 일상을 위협하기 때문에 함께 해결해가야 한다. 특히 이명, 불면증이 동반되었을 때 치료에 뇌파훈련을 포함시키면 도움이 많이 된다. 이명을 이해하는 데에는 뇌 공부가 따라오지 않으면 안 된다.

“소리가 나니까 신경이 쓰여요”라고 말하는 환자는 “이거 안 멈추면 어떡하지?” “점점 커지면 어떻게 하지?”라고 생각하기 마련이다. 그때부터 온 신경이 귀 또는 머리에서 들리는 소리에 집중되니까 잠을 잘 수가 없다. 밤새도록 이명 소리가 들리는 경우엔 더욱 불안해지고, 그 다음으로 우울증이 오는 건 수순이다. 그렇게 나쁜 감정이 계속 올라오면 골치가 아프기도 하고, 그 상태가 고착화되면서 나아지지 않는 완고한 이명과 난청이 된다. 실타래처럼 완전히 엉켜버린 머릿속은 오랫동안 공을 들여서 세심하게 풀어내기 전에는 풀리지 않는다. 그래서인지 이명 환자를 보면 스스로 포기하는 사람이 꽤 많다. 가는 곳마다 치료가 안 된다고 하니 그 심정도 이해는 간다.

"우리는 이명 환자를 치료합니다", "우리는 난청 환자를 치료합니다"라는 말은 결코 가볍지가 않다. 난청은 다발적인 증상이 동반되는 복합성 또는 복잡성이 있기 때문에 공부를 하면 할수록 의사는 겸손해야 된다는 사실을 뼈저리게 느낄 때가 많다. 이명이나 난청이 생겼다는 것은 그 자체가 이미 중병에 가깝다는 것을 의미한다. 환자도 이 사실을 인지하고 장기간 인내를 가지고 꾸준히 치료할 각오를 해야 한다.

난청에 흔히 동반되는
어지럼증과 불면

NES(The International Neurootological & Equilibriometric Society, 국제평형
신경과학회)는 청각과 관련해 50년 넘게 학술대회를 열고 있는 국제적
인 모임이다. 창립 당시만 해도 이비인후과에서 난청과 이명은 불치
병, 난치병으로 생각하던 때였고, 그러다 보니 평형, 즉 어지럼증을
중심으로 연구가 진행됐다. 어지럼증을 일으키는 뇌의 병변이라든
지, 중이나 내이 전정기관으로 인한 기전에 관해서는 지금까지 연구
가 활발했다. 그런데 최근 10년 동안 감각신경성 난청과 이명에 관한
획기적인 기술 발전과 임상 성과가 있었기 때문에, 이제는 난청, 이
명, 어지럼을 전문으로 연구하는 학회로서 거듭나고 있다.

어지럼증은 그 원인에 있어 스펙트럼이 넓기 때문에 또 한 권의
책으로 다뤄야 할 정도다. 어지럼증은 뇌혈관 질환일 수도 있고, 내

분비 질환일 수도 있으며, 저혈압이나 심장 질환일 수도 있다. 또 내이에서 이석증이 생기거나 염증으로 인해 발생하는 경우도 있다. 감각신경성 난청이나 이명으로 한의원에 찾아오는 환자들 중에 어지럼증이 나타나는 경우는 흔한데, 보통은 소화기 장애가 동반된다.

주의해야 할 점은 난청에 동반되는 어지럼증이 메니에르와는 구분돼야 한다는 점이다. 메니에르는 내이 림프액이 비정상적으로 증가하면서 붓기 때문에 발생하는 질병이며, 어지럼증이 특징적으로 나타난다. 청력 저하, 이명, 구토, 폐색감 등이 한꺼번에 올 수 있기 때문에 난청 환자에게 메니에르라는 오진이 나오는 경우가 많다. 그러나 메니에르는 내림프수종이 확인돼야 확진할 수 있다. 구토와 청력 저하가 함께 있을 때 메니에르로 오진하는 경우도 있는데, 메니에르는 구토가 특징적으로 동반되는 반면 난청에는 구토가 있을 수도 있고 없을 수도 있다.

어지럼증으로 한의원에 오는 환자들이 가장 많이 하는 말이 "이유 없이 쓰러진다", "눈앞에 별이 반짝거린다", "파리가 날아드는 것 같다", "어지러워서 쓰러질 것 같다" 등의 표현이다. 그러나 심인성을 제외하면 어지럼증은 "핑 돈다"와 "빙빙 돈다"의 두 가지로 구별할 수 있다. '현훈'이라고도 하는 회전성 어지럼증(vertigo)은 구토를 동반하는 것이 보편적이며 빙글빙글 도는 느낌이 특징이라면, 부동성 어지럼증(dizziness)은 붕 뜨면서 흔들리는 느낌이 특징으로 비회전성이다.

어지럼증은 원인이 다양하기 때문에 우선 회전성이냐 비회전성이냐 구분하는 것이 원인을 찾는 데 도움을 준다. 영어로도 vertigo(회전성 현훈)와 dizziness(비회전성 어지럼증)는 따로 구별한다. 비회전성이라면 뇌의 병변을 우선 의심해보고, 회전성이라면 중이의 문제를 확인한 후에 내이를 살피면 효과적이다.

감각신경성 난청에 따라오는 어지럼증은 하나의 증상이지만 온몸의 생체 변화를 살펴봐야 하기 때문에, 오장육부의 기능을 살펴보는 맥진검사와 심박변이도 검사, 뇌의 기능을 다각도로 살펴보는 뇌파검사를 실시해 입체적으로 진단하는 것이 좋다. 이를 통해 한의학적 치료의 정확성과 치료적 효과를 높일 수 있다.

뇌파검사는 감각신경성 난청에 동반되는 불면증을 진단할 때도 유용하다. 잠을 못 자는 환자들은 뇌파검사에서 불안, 우울, 분노 지수가 꽤 높이 나온다는 특징이 있다. 예를 들어 [그림 1-5]는 난청, 이명, 불면으로 내원한 환자의 뇌파검사 결과인데, 우울(DPD), 분노(TPD) 지수를 보면 모두 기준선(회색 영역)을 넘어가 있다. 이분은 기저질환으로 심장질환이 있으며 만성피로와 어지럼증을 동반하고 있는 것이 특이사항이었다. 불면증이 있는(SLD) 난청 환자들은 좌우 뇌파가 불균형한 경우도 흔하고(LRB), 전반적으로 뇌의 조절력이 많이 떨어져 있다. 안개가 자욱한 것처럼 뇌의 활동력이 떨어지는 것이다. 약 4천 명의 환자 사례를 놓고 분석한 결과 이것은 난청, 이명 환자의 특이성이라고 봐도 무방하다.

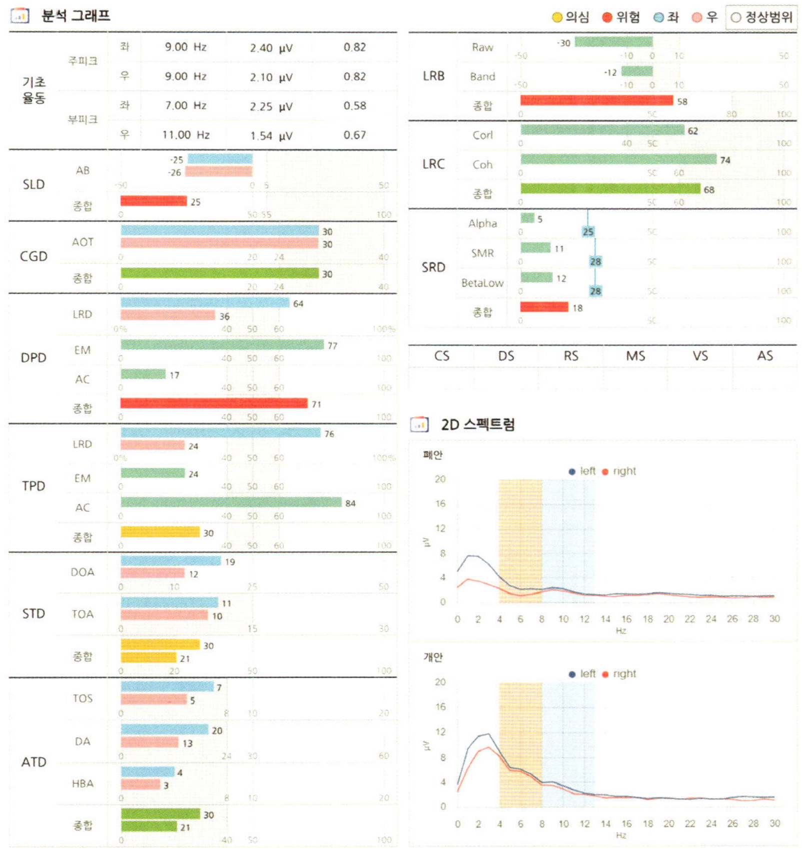

그림 1-5 **불면이 있는 난청 환자의 뇌파검사 예**

불면 환자에게 스트레스 지수 검사를 하면 자율신경 균형이 무너
져 있는 경우가 많다. 자율신경은 말초신경계에 속하며 교감신경과
부교감신경으로 나뉜다. 그중 교감신경은 긴장, 흥분, 공포 등의 상
황에서 신체를 활성화시키는 역할을 한다. 원시 시대의 인간을 떠올

려보면 맹수가 눈앞에 나타났을 때처럼 위급한 상황에 빠르게 도망가기 위한 신체 반응(fight or flight response)과 관련 있다. 따라서 교감신경이 활성화되면 심박수를 증가시키고 맥박이 빨라지며 소화기관은 억제된 채 혈액이 뇌와 근육으로 이동한다. 현대인의 경우에는 중요한 일을 할 때 교감신경이 활성화된다고 보면 된다.

반면 부교감신경은 휴식, 소화, 수면과 관련이 있다. 긴장이 풀려 몸이 이완되는 상황이기 때문에 부교감신경이 활성화되면 심장 박동을 늦춰 혈압을 낮추고 위장관 운동성을 증가시킨다. 인체는 교감신경과 부교감신경을 상황에 맞게 적절히 작동시켜야 밸런스 있는 삶을 살 수 있다. 부교감신경이 지속적으로 지나치게 항진돼 있으면 무기력감에 빠질 수 있다. 그와 반대로 휴식 없이 스트레스와 긴장 상태에 계속 놓여 있는 사람은 교감신경의 지나친 항진으로 자율신경 밸런스가 깨진다. 그러면 혈관이 수축하고 소화가 안 되고 불안하고 자주 두근거리는 등 다양한 증상에 시달리는데, 그중 대표적인 것이 불면이다. 부교감신경이 활성화돼야 잠들 수 있는데 그게 안 되는 것이다.

난청, 이명을 진료하다 보면 청각처럼 감각과 관련된 문제는 뇌 기능을 되돌리는 것이 중요하다는 것을 깨닫게 된다. 수면, 휴식, 심리적 안정 상태에서 발생하는 뇌파는 알파파인데, 불면증 환자는 알파파가 감소해 있다. 뇌파훈련을 통해 알파파 관리만 적절히 해도 마음의 편안함과 깊은 수면을 유도하는 데 큰 도움을 받을 수 있다.

가장 괴로운 증상은
난청보다 이명

　26~40dB의 경도난청이라면 대화하고 일상생활을 사는 데 별 지장이 없어서 스스로 알아차리지 못하는 경우도 있다. 그런데 이명은 그렇지가 않다. 모든 난청에 이명이 동반되는 것은 아니지만, 감각신경성 난청은 80% 이상 이명이 따라온다.

　이명은 외부의 소리자극이 없는데도 귀 또는 머릿속에서 기차 소리, 매미 소리 등 여러 가지 형태의 주관적인 소리가 간헐적 또는 연속적으로 들리는 이상 음감을 말한다. 이명은 난청의 진행을 알리는 청신경의 이상경고 신호라고 할 수 있다. 난청 환자가 67밴드 미세 청력검사를 하면 이명 발생부위(Hz)를 비교적 정확히 찾아낼 수가 있다. 반드시 그런 것은 아니지만, 청력손실이 있는 주파수와 이명의 주파수는 대부분 일치하는 걸 확인할 수 있다. 그래서 내이 달팽이관의 유모세포를 치료하는 것이 난청 치료이자 이명 치료가 된다.

달팽이관 유모세포의 미세한 손상으로 인해 안 들어도 되는 소리를 듣는 것이 이명이기 때문에, 이걸 해결하려면 우선은 환자가 어떤 이명 소리를 듣는지 정확하게 그 주파수와 음색을 찾아야 한다('이명도검사'라고 한다). 그 다음 이명 소리와 같은 주파수 신호를 발생시켜 아주 작은 강도로 청취하는 것이 소리재활훈련이다. 손상된 유모세포에 해롭지 않을 만큼의 미세한 자극을 주는 것이 포인트인데, 이명보다 더 큰 소리를 듣는 것이 아니라 볼륨을 낮춰서 소리가 들리지 않는 지점에서 자극을 시작한다. 다른 말로 하면, 하향역치에서 치료를 시작하는 것이다. 잘못된 신호가 정상적인 신호로 돌아오도록 연습시키는 일종의 물리치료로, 그 미세한 자극이 유모세포의 기능을 어느 정도 회복시켜 이명을 완화시킬 수 있다는 것이 임상에서 확인되었다.

청력검사를 하면 소리와 관련된 두 가지 단위가 나온다. 헤르츠(Hz)는 소리의 주파수 영역이고, 데시벨(dB)은 소리의 크기다. 청력검사에서도 이명도검사에서도 등장하는 말이다. 이명 소리의 크기를 찾을 때는, 외부에서 자극음을 들려주어 이명이 들리지 않게 되는 차폐음의 최소값(dB)을 찾는 것이 중요하다. 차폐음보다 살짝 작은 소리로 음향자극을 주어야 손상 없이 살살 깨우는 자극이 되기 때문이다. 기존의 이명도검사는 이명차폐를 목적으로 16채널 이하로 차폐음을 찾는 방식이었다면, 미세청력검사(TSC 기술)에서는 134

채널을 활용하기 때문에 정확도가 훨씬 높아진다.

아픈 유모세포를 직접 타깃해서 치료하면서도 한의학적으로는 전신 질환의 관점에서 유모세포가 왜 비명을 지르는지 진단해야 한다. 난청과 이명을 악화시키는 요인을 찾아가는 것이다. 이명의 원인은 불명확하다고 하지만 지금까지 밝혀진 것으로 소음으로 인한 내이 손상, 스트레스, 노화, 머리와 경추 손상, 이독성 약물 부작용, 메니에르, 중이염 후유증, 청신경 종양, 뇌종양, 교통사고, 턱관절이상, 이관개방증, 와우 내 신경의 이상흥분 등이 있다. 뇌어서도 원인을 찾을 수 있는데, 대뇌변연계(감정의 문제) 이상이 그것이다. 불안, 두려움을 담당하는 편도체가 과민인 경우 이명의 원인이 된다.

즉 이명은 내이, 청신경, 뇌 등의 소리를 감지하는 신경 통로와 관련해 비정상적 과민성을 일으킨 현상이다. 또 이명은 귀와 뇌의 질환이자, 해부학적 이상과 상관없이 오장육부의 작동 능력에 장애가 생겼거나 균형이 깨져서 발생하는 기능성 질환이다.

복잡하게 보인다면 소리의 전달 과정을 따라가보자(그림 1-1). 외이도로 들어온 음파는 고막을 진동시키고, 고막의 진동은 3개의 작은 뼈(망치뼈, 모루뼈, 등자뼈)로 이루어진 이소골을 진동시킨다. 중이의 이소골 진동은 내이 달팽이관 유모세포를 자극하며, 림프액을 통해 전기신호를 발생시킨다. 청신경은 전기신호를 뇌간(brainstem)을 거쳐 대뇌로 보내고, 대뇌는 이 신호로 소리를 느낀다. 이 과정 어딘가에 문제가 생긴 것이다.

이명의 유발 요인을 다른 관점에서 정리하면 물리적으로는 소음, 귀지, 중이염, 부비동염으로 인한 울혈, 혈압 문제, 코나 귀의 염증 등이 있다. 화학적으로는 약물, 알코올, 담배, 커피, 탄산음료, 설탕, 소금 등이 있다. 고혈당이면 청신경 손상이 오며, 특정 이독성 약물은 이명을 악화시키는 요인으로 작용한다. 스트레스 요인으로는 정신적·정서적 긴장, 불안, 공포, 우울, 불면 등이 있다. 내외적으로 이런 요인들은 자율신경 조절장애를 가져와 내이를 변화시키고 유모세포 신경이상흥분을 불러온다. 이명의 치료법은 이러한 요인들을 제거해나가는 과정이다.

한의학적으로는 체열진단, 맥진검사, 자율신경검사, 이관기능검사, 뇌파진단, 체성분검사, 혈액검사, 이명도검사 등으로 진단한다. 이명의 원인을 한의학적으로 설명하면 기허, 심화, 위허, 신허 등이 있는데, 자세한 건『이명 한의학』을 참조하기 바란다.

귀와 뇌와 마음과
오장육부의 문제

　난청과 이명이 동시에 오는 환자들은 정말 많다. 치료에는 우선순위가 있어야 하기 때문에 "지금 가장 괴로운 게 이명인가요? 잘 안 들리는 건가요?"라고 묻는다. 그러면 어떤 사람은 "난청"이라고 하고 어떤 사람은 "이명"이라고 말하는데 "둘 다 고쳐주세요" 하는 사람도 있다. 그럴 때는 "난청이 더 빨리 낫습니다"라고 한다. 그러면 환자들은 "이명은 왜 시간이 더 걸리죠?"라고 의아해한다.

　병인을 찾아가고 제거하는 데에 있어 이명은 더 복잡하다. 외부에서 들려오는 소음만으로 이명을 설명하기는 충분하지 않다. 귀의 문제, 뇌의 문제, 마음의 문제 외에도 오장육부가 뒤틀린 것이 원인일 수도 있다. 그 모든 걸 다 고치려면 시간이 많이 걸린다. 아무리 실력이 뛰어난 의료진이라 해도 많은 걸 일순간에 다 고칠 수는 없다.

"내가 모든 걸 다 고쳐줄게요" 하는 사람은 오히려 의심해봐야 한다.

또 여기에 외부적 환경이 악화 요인으로 더해진다. 까페를 운영하면서 악기 연주를 한다는 남성이 내원한 적이 있다. 20년간이나 난청, 이명으로 고생했다면서 정말 간절하게 낫고 싶다고 했다. "악화 요인을 제거하지 않으면 치료는 앞으로 나아갈 수 없습니다. 정말 낫고 싶다면 가게 접을 수 있나요?" 했더니, 대답하지 못하고 머뭇거렸다. 안타깝지만 그 사람은 치료를 시작한다고 해도 직업상 소음 환경에서 벗어나지 못하면 극적인 치료 효과는 기대할 수 없을 것이다.

난청이 오는 원인은 심리적인 것에도 있고 뇌의 피로에도 있어서, 어떤 사람은 이명이 있고 어떤 사람은 이명이 없다. 30dB의 경도난청인데도 이명 소리가 난다는 경우도 있다. 환자 A씨는 80dB의 고도난청이 있고, 환자 B씨는 50dB의 중도난청이 있는데, 고도난청인 A씨보다 중도난청인 B씨가 이명이 더 심한 경우가 있다. 그걸 보면 이명과 난청의 강도는 비례하지 않는다는 걸 알 수 있다. 난청은 원인이 복합적이며 다발적 증상이 동반되는 전신성 기능 질환이라고 할 수 있다.

기존의 치료법에서 난청은 회복할 수 없는 것이고 보청기, 소리발생기, 심리치료로 해결한다는 흐름이 있었다. 또 이명은 뇌의 문제, 마음의 문제, 오장육부의 문제가 얽힌 복잡한 것이다 보니까 "청각세포가 죽었다"는 표현도 등장했던 것이 아닐까 싶다. 이제는 "청각세포가 쓰러졌다"라고 표현을 바꿔야 한다고 생각한다. 복잡하긴

해도 난청과 관련된 증상을 모두 살펴보고 길을 찾아가다 보면 시간은 걸려도 청력을 회복할 길이 있다.

병이란 해부학적 이상이나 조직 구조상 명확한 손상을 확인할 수 있는 기질적 질병과, 뚜렷한 병변 없이 다양한 증상이 반복적으로 나타나는 기능적 질환으로 나뉜다. 예를 들면 암, 궤양, 염증 등은 기질적 질병이며 속쓰림, 소화불량, 과민성 장 질환 등은 기능성 질환이다. 조직의 물리적 손상이나 병변이 생기는 기질적 질병을 주로 다루는 것이 현대의 서양의학인데, 기능성 질환에 대해서는 거의 다루지 않기 때문에 난청 환자들 역시 치료에 있어 도움을 받지 못하는 것이다. 기능성 질환은 한의학의 학문적 특성과 잘 맞으며, 감각신경성 난청 환자가 한의학으로 도움을 받을 수 있는 것은 어찌 보면 당연한 이야기다.

기능성 질환을 보려면 청각피질, 감정을 조절하는 편도체, 생명 유지에 필수적인 뇌간, 오장육부의 기능까지 모든 요소를 살펴야 한다. 또 환자의 삶의 질을 높이려면 난청과 함께 오는 증상으로 대표적인 이명, 어지럼증, 불면, 불안, 구토, 두통 등을 파악하고 그것의 원인까지 모두 함께 살펴야 한다.

난청의 정도는 청력검사의 수치로 알 수 있지만, 이 환자가 난청이 오기까지 영육(靈肉)의 건강을 모두 보려면 맥을 봐야 한다. 심리적·정신적인 문제와 오장육부의 에너지 활성화 문제를 함께 보기 위한 한의학적 진단이다. 예전엔 손목의 요골동맥에서 맥이 느껴지는 촌관척(寸關尺) 위치를 검지, 중지, 약지로 짚어 맥의 세기, 속도, 강도, 맥동 등을 분석함으로써 질병의 원인을 파악했다. 그러나 지금은 디지털 맥진기가 등장해 12장부의 맥파를 시각적으로 보여주고 맥동 수도 제시해주기 때문에, 맥진검사를 하면 결과지를 놓고 환자와 함께 보면서 이야기할 수 있다. 맥진기는 몸 안에서 벌어지는 심신의 건강 상태를 관찰하는 기계다. 맥진 결과지를 보면 낙심, 낙담, 속상함, 충격 등 마음까지 들여다볼 수 있다(『맥진, 몸과 마음을 읽다』 참조).

자동차 정비를 맡기러 갔다가 만난 정비사가 있다. 시동을 걸면 그 소리만 듣고도 엔진이 고장났는지 냉각수가 부족한지 대번에 아는 사람이었다. 기계에 대한 원리를 제대로 알고 훈련한 사람은 소리를 듣고 딱 알아차리는구나 싶었다. 그전에 맡겼던 정비소에서는 견적 비용이 얼마 안 나온 대신 일주일 만에 또 고장이 났다. 그래서 이번엔 그 자동차 브랜드만 전문으로 고치는 곳을 찾아간 것이었다. 근데 견적 비용이 무려 7배가 나와서 깜짝 놀랐다. 대신 그 전문 정비소에 다녀온 후로는 아무 이상 없이 잘 타고 있어서 '역시 정밀함의 차이인가'라고 감탄했다.

차를 보는 정비사나 인간을 보는 의사나 고수들은 보는 관점과 정밀함이 다르다. 농부가 수박을 쪼개지 않고도 두드려서 소리만 듣고 잘 익었는지 아는 것처럼 말이다. 맥진(脈診)은 육체와 심리의 건강을 모두 꿰뚫는 진단 과정이기 때문에 공부는 어렵지만 인간을 바라보는 눈이 달라진다. 여기에 뇌파검사까지 더해지면 더 확실한 것들을 알 수 있다. 난청은 결과적으로 청력이 떨어진 것이지만 심신의 건강 상태를 알아야 하고 무엇 때문에 질병이 발생했는지 그 원인을 세밀히 알아내야 치료 계획을 잡을 수 있다.

맥파, 맥동, 뇌파로
병인을 찾는다

 난청이 있든 이명이 있든 청력검사는 필수이지만, 그것은 난청과 이명을 이해하는 하나의 척도일 뿐이다. 어느 상황에서 증상이 심해지는가 파악하기 위해서는 맥진검사와 뇌파검사가 반드시 뒤따라야 한다. 대형 병원에서 경동맥 검사, 심전도 검사, MRI 촬영 등 온갖 검사를 하고 온 환자가 한의원에 와서 "맥진검사, 뇌파검사는 왜 하느냐"고 묻는 경우가 있다. 수많은 검사 후에도 원인을 모른다는 말을 듣고 온 데다가 생소하니까 그럴 것이라고 짐작한다.

 한의학에서 환자 상태를 진단하는 법을 요약하면 망문문절(望聞問切)이다. 안색, 몸의 움직임 등을 관찰하는 망진(望診), 숨소리, 목소리 등을 듣고 파악하는 문진(聞診), 환자나 보호자에게 물어보는 문진(問診), 붓기, 체온, 맥박 등을 손으로 누르거나 만져보고 파악하는 절진(切診)이다. 절진 중에서도 손으로 눌러 맥동과 맥파를 느껴보는 맥진(또는 진맥)은 인체의 기능적 불균형을 읽어내고 질병의 원인이 어디에서 왔는지 파악하는 기본 중에 기본이 되는 진단법이다.

한의학적으로는 학문의 특성상 병의 원인을 알면 병의 이름을 몰라도 치료할 수 있다. 난청뿐 아니라 다른 질병의 경우에도 마찬가지이며, 서양의학적으로 병명이 뭐라고 붙어 있는지는 중요하지 않다. 한의학적 진단은 난청이나 이명이 왜 발생했는지 인체에서 병인(病因)을 파악하고 악화 요인까지 잡아내는 정밀한 치료 과정을 위해 필요하다.

귀가 나빠지는 원인은 소음, 노화도 있지만, 그 다음으로 많이 나타나는 것이 스트레스, 분노, 오장육부의 기능 저하 등이다. 맥진기는 손목의 요골동맥이 박동하는 부위인 촌관척에 청진기를 12개 꽂아놓은 것과 같다고 할 수 있다. 맥을 한 손가락으로 짚으면 심장 박동만 보는 것이라 맥진이라 할 수 없다. 12장부를 다 보려면 세 손가락으로 촌관척을 동시에 짚어야 한다. 왼쪽 손목에서 심장·간장·신장·소장·담낭·방광, 오른쪽 손목에서 폐·비장·심포·대장·위장·삼초의 정보를 얻는다. 양쪽 손목을 합하면 맥을 느끼는 곳은 6군데지만 바깥쪽 맥과 깊은 곳의 맥을 읽기 때문에 12개 맥이 된다. 12장부의 12개 맥파는 각기 다른 정보를 담고 있으며 사람들은 저마다 다른 맥을 갖고 있다.

맥진기(심안맥진기)는 좌우 팔목 부위의 혈관에 정량화된 압력을 가하여 진동 주파수를 전기신호로 변환 후 다시 디지털 파형으로 모니터 상에 나타내주는 기기다. 오장육부에서 각기 나타날 수 있는 맥파는 27개 형태가 있는데, 그것을 보고 환자들의 상태를 분석해낸다. 비염, 천식, 소화불량 같은 기능성 질환은 물론이거니와 억장이 무너짐, 침울함, 신경질적임, 산만함, 억눌림, 무기력 등 성격이나 마음속 상처까지 맥파를 보고 알아낼 수 있다. 환자 스스로도 눈치채지 못한 숨어 있는 병인을 찾아내는 것이 맥진이라고 말할 수 있다.

한의학에서는 "분노를 다스리지 못하면 간담이 상하며, 슬픔이 지나쳐 기를 많이 소모하면 폐가 상하고, 생각이 과하면 비장이 상한다. 따라서 팔다리를 부지런히 움직여야 하며, 마음의 상처는 심장에 타격을 입힌다"고 말한다. 또 기분이 좋으면 위와 장이 편안하며, 질투심이 솟아나면 소장이 아프다. 그게 "마음이 편해야 속이 편하지", "사촌이 땅을 사면 배가 아프다"라는 말의 진의다.

몸 안의 정신적인 문제, 육체적인 기능의 문제, 체력의 문제, 이 3가지는 귀의 청각 능력에 많은 영향을 끼친다. 심지어 기분에 따라서 들리는 것이 달라지기도 한다. 어떤 때는 다른 사람의 말이 귀에 잘 들어오는데, 어떤 때는 딴 데 신경을 쓰고 있어서 다른 사람이 아무리 떠들어도 그 말이 귀에 안 들어올 때가 있다. 맥진은 그런 세밀한 몸속 상태를 짚어준다.

맥진기 외에 적외선체열진단기를 보조적으로 쓰기도 한다. 몸 안의 장기 온도를 색깔로 표시해주기 때문에 통증 부위나 질병 부위의 미세한 체열 변화로 몸 상태를 진단하는 것이다. 환자의 오장 부위에서 나타나는 온도 변화를 통해 한의학적으로 질병을 악화시키는 원인이 무엇인지 분석하여 치료에 응용하려고 사용한다. 기허(氣虛)는 오른쪽 폐 부위, 심화(心火)는 왼쪽 심장 부위, 위허(胃虛)는 상복부와 배꼽 주위, 신허(腎虛)는 좌우 콩팥 부위를 살피는 식이다.

난청에 불면증이 뒤따르는 경우에는 인지, 우울, 분노, 스트레스, 주의력 등의 상태를 볼 수 있는 뇌파검사가 중요하다. 자율신경계를 확인해 호르몬 분비에 대한 문제점을 파악하거나, 혈관 노화도 검사가 필요할 때도 있다. 혈관에 때가 많이 끼면 혈류가 안 좋아져서 영양 공급이 제대로 되지 않아 유모세포가 배고프다며 소리 지르는 게 이명이 되기도 한다. 그러나 난청의 한의학적 진단에서 중심이 되는 것은 맥진과 뇌파검사다.

맥진검사를 할 때는 맥동이 숫자로 표기되는데, 이것을 해석하는 지산 박인규 선생님의 이론이 있다. 인체를 관찰하는 기막힌 방법을 찾아낸 것인데, 12장부의 맥파를 살펴 어디가 아픈지를 찾아낸 다음에는 맥동을 체크한다. 환자가 불편해하는 증상이 실은 어디를 치료해야 나을 수 있는지 진짜 범인을 찾아내는 것이다. 병이 오래되고 깊을 때는 병든 장부와 원인이 되는 장부가 대개는 다르기 때문이다.

예를 들어 "너무 피곤하고 생리통도 심한 데다가 소화도 안 되고 머리가 아파 죽겠어요. 게다가 불안해서 못 살겠어요"라는 환자가 있다. 많은 증상들 중에서 뭐부터 해결해야 실타래처럼 얽혀 있는 문제들을 풀 수 있을까? 여기에 대한 해답을 얻을 수 있는 정보가 맥동이다. 맥동 수는 장부별 에너지량을 살필 수 있는 것으로 난치병 환자의 경우에는 이것만 보고도 병의 깊이를 알고 치료가 가능한지 불가능한지 파악이 가능하다.

여기서 주의할 점은 한의학에서 말하는 12장부란 해부학적인 관점에서 하나의 장기를 말하는 것이 아니라, 시스템적 관점에서 기능적으로 분류해놓은 걸 말한다는 점이다. 학문적 체계와 접근방법 자체가 다르기 때문에 서양의학적 관점에서 한의학을 끼워맞추면 설명이 안 되고 이해하기가 힘들다. 장부의 이름도 해부학의 시선에서 일대일로 대비시켜서 보려고 하면 안 된다. 예를 들어 한의학의 비장(脾臟)과 서양의학의 비장(spleen)은 같은 말이 아니다. 비장맥에서는 사려과다(思慮過多)를 살피는데, 경추와 뇌까지 보기 때문에 맥진검사에서 파악한 것을 실제로 뇌파검사에서도 확인할 수 있다.

또 신장맥은 강낭콩 모양으로 좌우 한쌍이 자리잡은 콩팥(kidney)만을 나타내는 것이 아니라 물(체액)과 관련된 모든 장부가 해당한다. 오줌보를 의미하는 방광의 기능도 신장맥에서 볼 수 있으며, 콩팥, 부신의 이상을 알 수 있다. 심지어 활액이라는 체액이 가득차 있는 무릎의 통증도 신장맥에서 관찰할 수 있다. 그렇다면 방광맥은 뭔가 싶을 텐데, 12장부(오장육부) 중에 유일하게 장기가 아니라 경맥(經脈)을 설명하는 것이 방광맥이다. 오줌보인 방광을 말하는 것이 아니라 방광경, 즉 머리 뒤쪽과 척추를 따라 흐르는 경맥을 뜻하며,

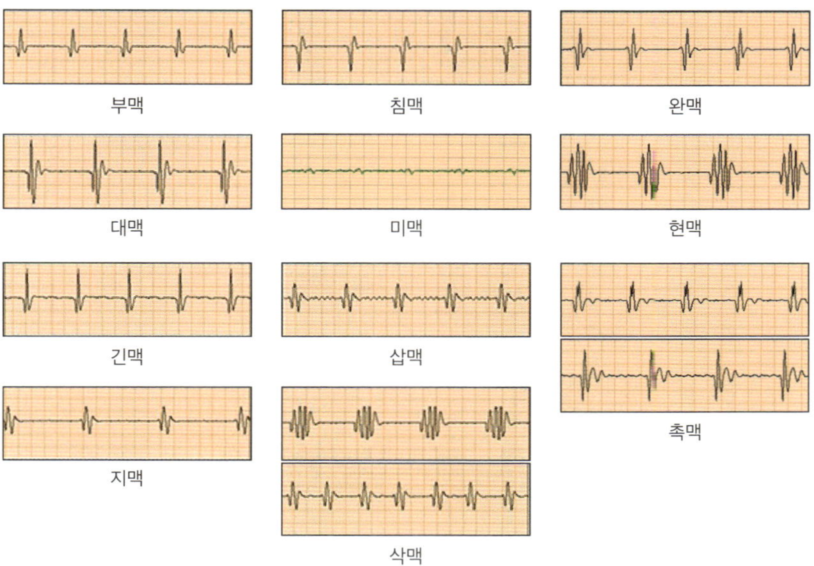

그림 2-6 **맥진의 27맥 중에서 주요 맥**

방광맥에서는 척추를 본다.

또 오장(간, 심장, 비장, 폐, 신장) 중에서 심장은 심장맥과 심포맥 두 가지를 본다. 펌프질하는 심장(심포맥)과 마음을 뜻하는 심장(심장맥)을 모두 보는 기능적 분류이기 때문이다. 그래서 오장은 육장이라고도 하며 육장육부를 합해서 12장부가 되는 것이다.

Chapter 3

이명보다는
난청 치료가 우선적이다

· 청력검사가 정상인데 왜 이명이 있을까?

· 이명은 난청을 알리는 경고음이다

· 난청에 동반되는 이명의 기준점은 뇌

청력검사가 정상인데
왜 이명이 있을까?

　67밴드 미세청력검사를 했을 경우에 이명 환자 중 난청이 없는 사람은 많지 않았기 때문에, 우리는 이명의 뿌리는 난청이라고 생각하고 치료 체계를 잡았다. 이명 소리가 들리면 환자들은 불안해하며 대형 병원으로 간다. 이때 환자가 청력검사 후 가장 많이 접하는 결과는 이상하게도 '정상'이다. 왜일까?

　'듣는다'는 것은 사실 꽤나 복잡한 과정을 거친다. 소리는 공기의 진동으로 전달된다. 소리에너지가 고막에 부딪히면 그 진동은 일부는 반사되고 일부는 망치뼈(추골), 모루뼈(침골), 등자뼈(등골)의 3개 뼈로 이루어진 이소골로 전달된다. 아주 경미한 진동에너지는 내림프액이 가득 차 있는 내이 달팽이관에서 액체 진동에너지로 바뀐다. 진동에너지로 인해 기저막이 움직이면 그 위의 유모세포와 덮개막

"

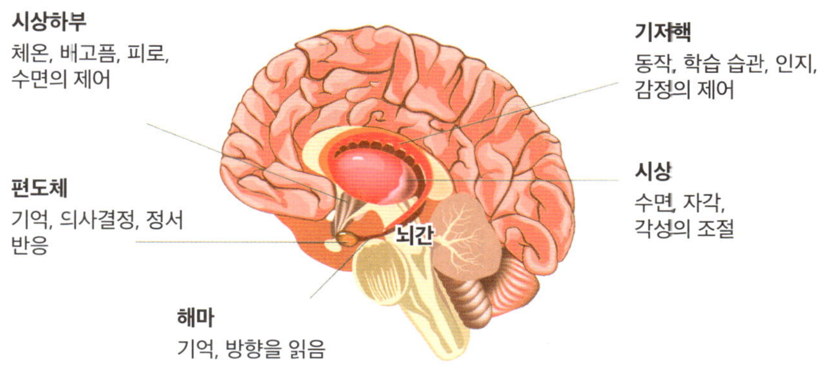

그림 1-7   **대뇌변연계와 뇌간**

이 서로 부딪혀(그림 1-12 참조) 마찰이 생기면서 전기에너지로의 변환이 이루어진다. 이 전기에너지가 청신경을 통해 뇌간을 지나 대뇌 측두엽의 청각피질에 도달하면 비로소 소리를 감지할 수 있다. 이때 청각피질보다 안쪽에 자리한 대뇌변연계가 밀접하게 연관되어 이명에 영향을 끼치기도 한다. 대뇌변연계는 감정, 정서를 주관한다. 기쁨, 불안, 공포, 우울, 수면과 관련된 영역인 편도체가 여기에 속해 있다.

청력검사는 청각을 인위적으로 자극한 뒤 청신경에서 유발되는 신호를 전극으로 채취하여 기록하는 것이다. 뇌간유발반응(Auditory Brainstem Response) 검사라는 것도 있지만, 가장 기본적으로 많이 시행하는 것은 순음청력검사다. 외부 소리가 차단된 방음실에서 환자는 헤드폰을 쓰고 낮은 주파수부터 높은 주파수까지 여러 주파수의 소리를 다양한 크기로 듣게 되는데, 들릴 때마다 손을 들거나 단추를 누르는 방식으로 진행한다.

청력검사는 여러 주파수별 소리를 어느 크기부터 들을 수 있는지 찾는 것인데, 6밴드라면 6개 주파수에서 청력역치를 찾는 것이다. 예를 들어 청력역치가 25dB이라는 것은 25dB보다 작은 소리는 들을 수 없고 그보다 큰 소리는 들을 수 있다는 것을 의미한다. 청력역치가 25dB 이하일 때 정상 청력이라고 판정하며, 26~40dB을 경도난청이라고 한다(표 1-6 참조). 경도난청일 때는 주변이 조용하고 상대방이 또렷하게 이야기해주면 대화에 어려움이 없지만, 일상의 대화음이 대체로 26~70dB 사이이기 때문에 난청이 있으면 아무래도 일상생활에서 삶의 질이 떨어질 수밖에 없다.

보통의 병원에서 하는 순음청력검사는 대체로 6밴드 검사다. 6개의 주파수별 청력역치를 평균 내서 25dB 이하이면 '정상'이라고 결론을 내린다. 이 부분에 바로 평균의 함정이 있다. 한의원에 내원한 많은 이명 환자들이 "청력검사를 했더니 정상이라는데, 이명이 들리고 큰 소리를 들으면 귀가 아파요" 같은 말을 하는 이유가 여기에 있다. 물어보면 6밴드 검사를 한 사람이 거의 대부분이다. 250Hz, 500Hz, 1,000Hz, 2,000Hz, 4,000Hz, 8,000Hz 등 여섯 군데 주파수의 청력역치만 확인한 것이다.

예를 들어 만약 5군데가 모두 20dB로 정상 수치이고 2,000Hz에서만 45dB의 중도난청 수치가 나왔다고 해보자. 그래도 평균을 내면 24.2dB로 정상 청력이라는 결과가 나와버린다. 청력검사 그래프를 자세히 들여다보지 않는 한, 환자는 '청력이 정상인데 왜 이명이 들릴까?' 우울해하고 불안해한다. 청력검사에 대한 시각부터 바꿔야 하는 것이다.

돌발성 난청이 오면 이비인후과에서는 중이강에 스테로이드 주사를 놓는 치료를 많이 한다. 그런데 그렇게 해서 청력이 좀 개선되고 나면 다음엔 이명이 너무 고통스럽다고 한다. 그 이유는 유모세포가 마치 얼어버린 상태 같았다가 스테로이드 주사를 맞고 좀 나아지니까 오히려 아픈 걸 느끼기 때문이다. 기절했던 유모세포가 정신을 차리고 나니까 그제서야 아파서 비명을 지르는 것이다. 그 상태에서 해결하지 못하고 병원을 떠돌다가 한의원으로 오는 환자들이 정말 많다.

그런 환자의 경우 돌발성 난청으로 스테로이드를 맞기 전에는 이명이 없었을까? 그때는 소리를 못 듣는 난청 상태였기 때문에 이명 소리도 못 들었을 것이다. 감각이 없는 상태에서는 아픔을 느낄 리가 없는 것과 같다. 그랬다가 감각이 돌아오면서 오히려 아픈 걸 느끼는 것이다. "이제 정신이 좀 들어. 물 좀 갖다줘. 먹을 것도 같이"라고 유모세포가 아우성치는 상태다. 이때 돌봄을 멈추고 외면해버리면 몸은 회복할 수 없는 고착화 상태로 간다.

소리재활훈련을 적용하기 전에도 한약, 약침, 추나로 이명을 가라앉힌 경우는 있었다. 그런데 몇 년 후 다시 이명이 나타났다는 환자들이 있었다. 이명은 발발할 수 있는 상황이 되면 언제든 생길 수 있다는 뜻이다. 유모세포가 사람이라고 치면 이명은 유모세포가 지쳐서 드러누운 것이다. 몸속 악화 요인은 제거됐지만 피로하거나 손상된 내이의 유모세포가 회복되지 않았다면, 스트레스 상황에 처했을 때 이명 소리는 다시 들릴 것이다. 손상됐던 유모세포가 회복했다면 이명은 오지 않았을 것이다.

지난 10년간의 TSC 소리재활훈련 임상 사례에서 경도난청 환자와 중도난청 환자는 대부분 청력이 회복되어 일상으로 돌아갔다. 중고도난청의 경우에는 중도난청으로 낮아지는 정도로 도움이 된 사례가 있었다. 다만 대화를 하는 게 어려울 정도인 고도난청부터는 치료가 어려워진다. 그러나 간혹 보청기를 끼고 왔던 고도난청 환자가 완화된 사례가 다수 있다.

이명은 난청을 알리는 경고음이다

많은 사람들이 피곤할 때 한 번쯤 귀에서 '삐~', '띵~' 하는 소리를 들은 경험이 있을 것이다. 이런 소리를 처음 경험한 후 2주 후에 또 피곤한 일이 있어서 귀에서 소리가 들렸다고 해보자. 달팽이관 내의 약 15,000개 유모세포는 20~20,000Hz에 이르는 다양한 주파수를 처리한다. 그럼에도 불구하고 이번에 발생한 소리는 이전의 소리와 동일한 주파수일 확률이 높다.

처음 들었던 초기 단계 이명의 주파수와 음색을 정확히 알 수 있다면, 그래서 그 주파수를 담당하는 유모세포에 자극을 주어 이명의 알람 스위치를 꺼주기만 한다면, 일상을 무너뜨리는 이명을 완화시킬 수 있다.

2002년 프랑스에서 행해진 한 연구에 의하면, 123명의 이명 환자

중에 정상 청력을 가진 사람은 단 한 명밖에 없었다. 이명 소리의 주파수는 청력손실을 보이는 주파수와 일치하는 경향을 보였다. 이명은 청신경 손상의 경고 신호다. "특정 주파수 대역에 지금 청력손실이 진행되고 있으니 더 이상 손실이 일어나지 않도록 조심하라"고 우리 뇌에 각성시키고 귀를 보호할 수 있도록 경고 신호를 울리는 것이다.

이명이 들릴 때 사람들은 '내가 피곤해서 그러나' 하고 흘려보내기 일쑤다. 그러나 이명의 뿌리에는 난청이 있다. 이명 현상은 대뇌 청각피질에서 나타나는 일종의 어긋난 전기신호다. 청신경과 유모세포는 주파수에 따라 체계적으로 네트워킹돼 있다. 특정 주파수를 처리하는 청신경망에 조금이라도 문제가 생긴다면 그 주파수 위치에서 이명이 발생할 수 있다. 그런 점에서 이명은 청각 손상의 위치를 정확히 안내하는 일종의 지도 같은 것이다. 따라서 초기 단계 이명은 무시할 대상이 아니라 귀 기울여야 할 대상이다.

난청이 개선되지 않으면 이명은 언제든 악화 요인을 만났을 때 다시 튀어나올 수 있다. 특히 외부 소리는 듣지 못하고 자신의 이명만 들을 수 있는 고도난청 환자의 경우에는 대부분 머리에서 소리가 나는 두명(또는 뇌명)이라서 그 괴로움은 더욱 크다. 이명 환자의 70%는 소음과민증으로 고통을 겪는데, 소음에 대한 과민증이 이명보다 더 불편하다고 보고되기도 한다.

이명으로 어려움을 겪는 환자들은 거의 대부분 청력손실이 있는

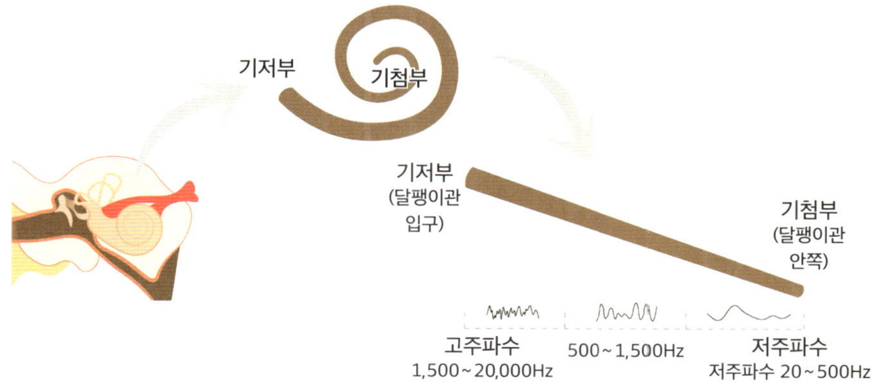

그림 1-8 **달팽이관 내 주파수 처리**

데, 그 이명은 경도난청일 때 제일 많이 나타난다. 30년간 이내풍 네트워크에 내원한 이명 환자들을 살펴보면 고도난청과 심도난청은 합해서 3% 정도이며, 정상 청력과 경도난청이 합해서 60%를 넘게 차지한다. 청력 회복이 충분히 가능한 환자가 절반이 넘는다는 뜻이다. 만약 난청이 청각세포가 전부 죽은 것이라면 이명도 들리지 않을 것이다. 이명이 들린다는 것은 아직 청각세포가 살아 있다는 증거다. 그러니 이명, 난청이 왔다고 치료를 포기할 필요는 없다.

경도난청의 경우 TSC 소리재활훈련을 하면 얼마든지 회복할 수 있고 관리가 가능하다. 일주일에 2회 이상 치료를 받는다고 봤을 때 치료 기간은 3개월로 잡으면 된다. 중도난청의 경우에는 6개월 이상 잡아야 하고, 중고도는 9개월 이상 시간을 투자할 수 있어야 한다.

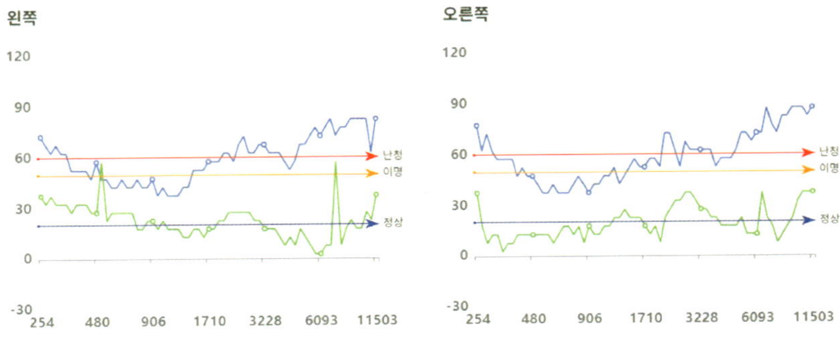

그림 1-9 **이명 환자의 치료 전후 청력검사 비교**

저음의 이명이 들려서 내원한 40대의 여성이 있었다. 회사에서 극심한 스트레스를 겪은 뒤 왼쪽 귀가 붉게 되었다가 딱지가 생겼다고 한다. 왼쪽 목에는 대상포진까지 생겼는데 그 뒤 이명이 생기자 힘들어서 내원했던 것이다. 힘든 건 이명이라고 했지만 청력검사를 해보니 양쪽 귀 모두 중도난청이었다(그림 1-9의 파란색 선). 약침, 화타침, 도침, 추나, 한약, 소리재활훈련을 동원해서 치료한 결과 한 달 반 이후에는 양쪽 귀 모두 정상 청력을 회복했다(그림 1-9의 연두색 선).

환자의 심한 증상은 초기에 나아졌지만, 문제는 이후에도 몸이 많이 힘들거나 스트레스를 받거나 공부할 것이 많아지면 약간의 이명이 생기곤 한다는 점이었다. 이걸 보면 청력은 환자 본인의 체력, 외부적 스트레스 등이 모두 관련된다는 것을 알 수 있다. 이후에도 환자는 가끔 힘들 때면 와서 치료를 받고 있기 때문에 다시 심한 증상으로 가지 않고 관리되고 있는 중이다.

난청에 동반되는
이명의 기준점은 뇌

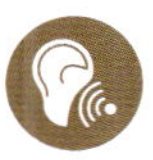

 "많이 불편하시면 좀 기다렸다가 보청기를 하시죠." 병원에서 이런 말을 들었다면서 보청기가 끼기 싫어서 한의원으로 와봤다는 환자들이 꽤 많다. 또 보청기를 이미 끼고 오는 난청 환자들도 많은데, 대개는 이명이 괴로워서 오는 것이다. 치료 효과를 기대하면서 보청기를 꼈는데 여전히 이명은 해결하지 못해서 오는 경우가 많다. 소리재활훈련을 받고 좋아졌다는 지인의 추천으로 오는 사람들도 많은데. 이명이 나았는지는 어떻게 검증할 수 있을까?

 "3주 동안 침 맞고 없어졌어요"라는 식으로 환자가 말로 전하는 것 말고도 수치로 확인할 수 있는 검사가 있는데, '이명차폐검사(masking)'가 그것이다. 이명도검사는 환자가 느끼는 이명이 어떤 소리인지 찾는 것이라면, 이명차폐검사는 외부 소리로 이명이 줄어드는지 확인하는 것이다. 본인의 이명 소리가 들리지 않을 때까지 볼륨을 조절하면서 차단하는 음을 듣는 검사인데, 이것으로 이명 크기(데시벨)를 파악한다. 1분 동안 차폐음을 청취한 다음에 이명 소리의 변화가 있는지 체크하는 것이다.

예를 들어 이명 환자가 처음에 50데시벨에서 이명이 있었다고 하자. 그러면 50데시벨 이하의 차폐음으로는 이명이 덮어지지 않고, 50데시벨 이상의 차폐음을 들어야 이명 소리를 누를 수 있다. 그런데 소리재활훈련 후에 점차 난청에서 회복되면 40데시벨, 30데시벨의 더 작은 차폐음을 들어도 이명 소리가 차단된다. 그러다가 이명 치료가 완료된 후에는 차폐음이 0(제로)가 돼버린다. 더 이상 차단할 것이 없다는 뜻이다.

그러나 이명의 치료는 간단치가 않다. 누군가는 치료가 금방 되지만, 누군가는 9개월째 소리재활훈련을 하고 청력이 개선됐는데도 아직 이명은 남아 있는 경우도 있다. 이명을 앓은 지 오래 된 사람은 그만큼 치료 기간도 오래 필요한 법이다. 들리지 않는 몸 상태에 매몰되어 뇌에서 고착화하기 때문이다. 땅이 장시간 물에 완전히 젖으면 건조기, 선풍기 등으로 아무리 말려봤자 바닥 깊숙이 스며든 물을 모두 걷어내기는 힘든 것과 같다.

난청과 이명에는 흔히 불면, 인지장애, 우울, 불안장애 등이 동반된다. 이것은 뇌와 관련이 있으며, 뇌파검사로 확인할 수 있다. NES 한국지부에서 1,863명의 환자들을 대상으로 뇌파검사를 실시한 결

[표 1-3] 뇌파검사를 실시한 환자들의 다양한 질병과 증상(1,863명)

주요 증상	명	주요 증상	명
난청·이명	975	자폐	8
불면증	93	화병	8
불안장애(정서불안)	69	지적장애	7
ADD·ADHD	67	구안와사	7
각종 스트레스성 장애	59	감정조절장애	7
수면장애	57	정서불안	7
학습장애·주의력 부족	57	협심증·심근경색	7
틱	55	뇌전증	5
우울증	48	인지기능장애	5
만성피로	37	마음의 충격	5
집중력 저하·집중력 장애	35	말더듬이	4
두통	32	인터넷 중독	3
어지럼증	31	당뇨	3
분노조절장애	28	중풍 후유증	2
코골이·비염	21	아스퍼거증후군	2
고혈압	21	안면경련	2
공황장애	17	각종 암 수술 후유증	2
사회성 부족·학교 부적응	16	음주과다	1
치매	15	천식	1
강박증	12	자살충동	1
파킨슨	11	코로나 후유증	1
돌발성 난청	9	뇌하수체선종	1
게임중독	9		

과, 환자들의 질병과 증상들의 빈도는 [표 1-3]과 같다.

오른쪽 귀에 이명이 들린다는 50대 초반의 남성이 내원했다. 머리가 띵한 어지럼, 피로감, 멍해지는 브레인 포그 등으로 힘들어했다.

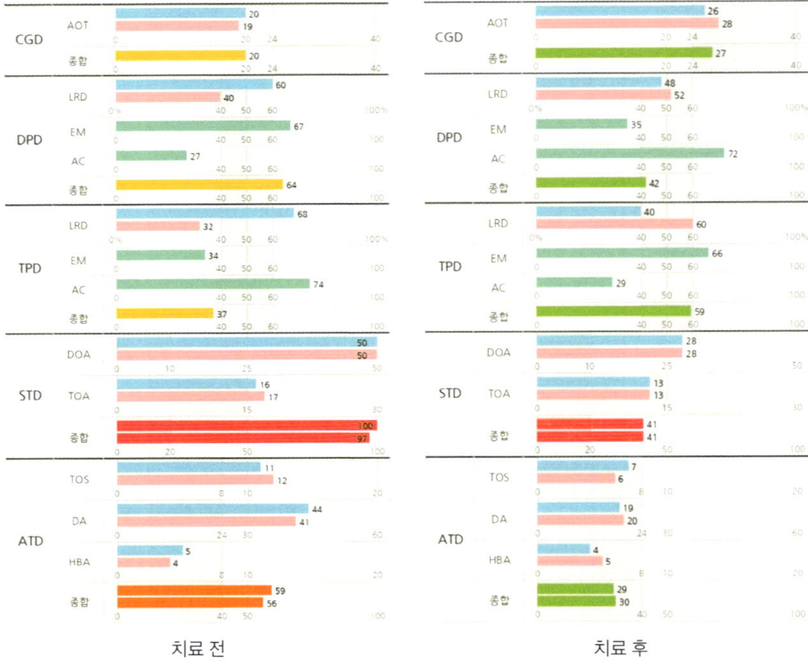

그림 1-10 **중도난청 환자의 뇌파검사(일부)**

3개월 전에 이비인후과에서 6밴드 청력검사를 한 결과 중도난청이 있었고 곰팡이가 있다는 소견을 들었지만, 별다른 치료는 받지 못했다고 한다. 한의원에서 처음 상담할 때 자신은 스트레스도 없고 이상이 생길 이유가 없다고 했는데, 뇌파검사 결과를 보니(그림 1-10) 스트레스 반응이 심하고 주의력과 집중력이 저하된 상태로 나왔다. 좌우뇌 불균형과 좌우뇌 연결 상태도 좋지 않은 데다가 수면장애, 인지기능 저하, 정서불안, 분노조절장애도 의심됐다. 검사 결과를 듣고 환자는 그제서야 자신은 금융 분야 업무를 하고 있으며 평소 과로와 스트레스가 많다고 털어놓았다.

맥진 상담도 했는데, 12맥에 군더더기가 없는 것을 보니 반듯하고 깔끔한 성격인 듯했다. 심포맥이 찌그러져 있는 것이 약간 우울한 상태였고, 신장맥은 긴장도가 높고 예민해진 모양이었다. 위와 대장 맥에서 소화불량, 어깨 경직, 가스 찬 상태를 알 수 있었다. 또 비장 맥에서는 일자목, 삼초맥에서는 내분비 활동의 저하가 브였다.

치료는 약침, 추나, 한약(가미지백탕)을 병행했고, 소리 재활훈련도 매일 열심히 한 덕분에 증상은 빠르게 호전되어 한 달 보름이 지나고 중도난청에서 경도난청으로 완화되었다. 특이할 점은 공진단을 같이 복용했다는 것이다. 맥진검사를 지산맥동이론으로 분석하면 이 환자에게 원인이 된 장부는 대장이다. 대장은 상통하는 장부인 간의 영향을 받고 있어서 간의 피로와 스트레스를 풀어줄 목적으로 처방한 것이다.

증상이 호전된 후에는 맥진검사와 뇌파검사를 다시 실시해서 살펴봤는데, 인지력(CGD), 우울(DPD), 분노(TPD), 스트레스(STD), 주의력(ATD) 등 많은 부분에서 호전된 상태임을 확인할 수 있었다(그림 1-10에서 막대그래프가 회색 부분에 들어가면 정상 범위다). 지금은 생활관리의 중요성을 깨닫고 스트레스와 과로를 관리하고 카페인 섭취를 대폭 줄이는 등 생활 패턴을 바꾸는 데에도 많은 노력을 쏟고 있는 중이다.

Chapter 4

이명을 없애려고
더 큰 음을 듣는다?

소리치료를 하면
이명이 나아질까?

　이명 치료를 하지 못하고 오랜 기간 방치됐던 사람들은 치료 기간도 오래 걸린다. 오래된 이명의 경우엔 평균적으로 이명을 앓은 기간의 10분의 1을 치료 기간으로 잡는다. 10년간 이명을 앓았으면 치료 기간은 1년이 된다. 오랫동안 잘 낫지 않는 병을 앓은 사람들은 이 병원 저 병원을 전전하면서 '병원 유목민' 생활을 했을 것이고, 그 과정에서 소리치료(sound therapy)를 경험해본 사람도 있을 것이다. 소리치료는 불쾌한 이명에 대한 인식을 감소시키거나 관련된 고통을 완화하기 위해 특수하게 가공된 사운드를 듣게 하는 방법이다. 대뇌 청각피질 감도의 실제 변화를 가져오는 효과를 노리는 것이다.

　사실 소리치료는 꽤 오래 전부터 시도됐던 방법이다. 1821년 프랑스 의사인 이타르는 장작 타는 소리나 금속그릇을 두드리는 소리 등을 이용해 이명 소리를 덮을 수 있다고 기술한 바 있다. 그 이후 튜닝포크(tuning fork, 의료용 소리굽쇠)나 바이올린 소리 등을 이용해 이명의 차폐를 시도한 기록이 있다. 1970년 오리건주립대학의 버논(Vernon)은 이명의 동물모델을 연구하고 있었는데, 의사인 유니스(Unice)가 자신의 심한 이명을 치료하고자 연구에 동참하게 되었다. 그들은 우연히 어느 분수대 앞에서 유니스의 이명이 완전히 들리지 않게 되는 순간을 경험하고, 귀에 착용할 수 있는 이명차폐기를 최초로 개발하였다.

이후로 차폐를 목적으로 하는 소리치료는 일상생활이나 수면 중에 차폐음을 듣게 하는 방식으로 퍼졌다. 그리고 차폐음은 소리의 종류, 주파수 대역, 크기 모두 이명을 실제 느끼고 있는 환자에 맞추는 방식으로 발전해왔다. 병원에서 이명과 난청이 모두 있는 환자는 일차적으로 보청기 이용을 권유받곤 한다. 지금은 보청기에 이명차폐를 위한 소리발생기 기능이 탑재된 것들이 나오고 있어서, 소리치료를 겸해서 사용하기도 한다.

외부에서 소리를 들려줌으로써 이명을 느끼지 못하게 하거나 불편감을 줄여주는 소리치료는 이명차폐를 비롯해, TRT, CST, 뉴로모닉스 등이 있다.

그 특징들을 살펴보면, 이명차폐는 백색잡음(white noise)을 이명 소리보다 크게 청취하는 것이다. 사람이 들을 수 있는 모든 주파수 소리를 백색잡음이라 하는데, 이것을 치료 기간 동안 지속적으로 사용한다.

TRT(Tinnitus Retraining Therapy, 이명재훈련요법)는 1990년대에 도입되었다. 전 주파수 대역을 커버할 수 있는 백색잡음을 이명소리 크기가 최소로 작게 느껴지는 볼륨으로 청취하는데, 치료기간은 평균 18개월 정도다. 이명의 습관화를 유도하는 상담을 중요시한다. TRT를 주장하는 그룹에서는 완전차폐가 이명에 대한 불편감을 줄일 수는 있지만, 이것이 장기적으로 이명의 인지 자체에 영향을 줄 수는 없다고 주장한다. 그래서 이명차폐기라는 용어 대신 소리발생기(sound generator)라는 용어를 사용하기 시작했다.

반면에 2007년에 도입된 CST(Customized Sound Therapy)는 모든 주파수 대역이 아니라 환자의 이명 소리와 같은 주파수 소리를 선별해서 청취하게 하는 것이 특징이다. 환자의 청력도와 상관없이 들으며 단순이명일 때 3주간 청취한다.

역시 2007년에 도입된 뉴로모닉스(Neuromonics)는 환자의 주파수별 청력도를 기반으로 보정된 음악을 이명 소리가 안 들릴 정도의 크기로 청취하는 것이다. 지속적인 소리 자극이 이명에 대한 탈민감화를 유발할 수 있다는 이론에 배경을 두고 있다. 특정 주파수 대역을 직접 겨냥하는 것은 아니지만 한마디로 내성이 생겨 둔감화한다는 것인데, 두 단계로 나누어 6개월간 듣는다. 1단계는 음악과 광대역 잡음으로 이명을 완전차폐하며, 2단계는 잡음 없이 이명보다 작은 음악소리만 들려줌으로써 부분적으로 이명 소리에 노출해 뇌를

재훈련시킨다는 것이다.

이명 소리의 차폐, 이명 소리의 습관화, 이명 소리에 대한 반응 조절. 이것이 기존의 소리치료에서 기대할 수 있는 효과다. 물소리와 같은 자연음들은 실제로 많은 이명 환자들이 호감을 가지고 쉽게 받아들일 수 있는 소리다. 음악도 같은 측면에서 소리치료에 활용되어 왔는데, 어떤 연구에서는 음악이 대뇌의 여러 영역에 영향을 미친다는 것을 확인했다고 한다. 그런데 또 어느 연구에서는 모든 대상자가 음악치료를 좋아하고 치료 효과가 있는 것은 아니라고 했다.

그런데 이러한 기존의 소리치료들은 의사소통에 불편감이 없는 경도난청 환자를 대상으로 하기에는 적합하지 않다. 오히려 이명을 덮기 위한 차폐음을 듣다가 청력이 더 나빠질 수 있다. 이명 소리보다 큰 볼륨으로 듣는다면 더욱 그럴 것이다.

2010년대 들어서면서 신경조절(neuromodulation)의 도구로서 소리치료를 이용해 대뇌 활성을 변화시키려는 연구 시도가 있었다. 이명이 만성화될수록 청각피질의 변화뿐 아니라 대뇌의 다양한 영역에서 변화가 확인된다는 연구도 있다. 이러한 연구들은 이명이 매우 다양한 기전으로 발생하는 뇌신경의 문제라는 것을 상기시켜 준다. 이제 소리치료는 단순히 이명을 차폐하거나 불편하지 않게 하려는 목표를 넘어서고 있다.

뇌는 고정된 기관이 아니라 변화하는 기관이다(뇌의 '가소성 변화'라고 한다). 경험, 학습, 환경에 따라 새로운 시냅스(신경연결)가 만들어지거나 기존의 연결이 강화(또는 약화)되기도 한다. 특정 뇌 기능 영역의 재배치로 시력이 나빠지거나 청력이 나빠지기도 하는데, 이것을 긍정적 방향으로 가소성 변화를 촉진할 수 있다. 소리치료도 뇌의 가소성 변화를 회복시키는 방향으로 발전해가야 할 것이다.

이명 잡으려다
청력을 더 망친다

소리치료 중에 이명차폐와 TRT는 환자의 이명 주파수를 고려하지 않으며, 환자의 청력도를 고려하지 않는다. 이명 소리보다 크게 청취하거나 이명 소리가 최초로 작게 느껴지는 볼륨으르 듣는다. 이로 인해 일시적으로 이명이 없어지기도 하지만, 청력이 더 나빠지는 경우가 많다.

CST는 환자의 이명 주파수와 동일한 소리를 청취하는 방법이지만 역시 환자의 청력도를 고려하지 않으며, 뉴로모닉스는 이명 소리가 들리지 않을 정도의 크기로 청취하지만 주파수 특성은 제외된다(표 1-4 참조).

이명은 지쳐 있는 유모세포가 "살려 달라"고 소리지르는 것과 같다. 그런데 이명차폐나 TRT는 이명 소리를 눌러버리기 위해서 더

[표 1-4] 다양한 소리치료의 차이점

	주파수 특이성	환자의 청력도 고려
이명차폐	×	×
TRT	×	×
CST	○	×
뉴로모닉스	×	○
TSC(역치음향조절)	○	○

큰 소리를 질러서 입을 막아버리는 셈이다. 그러면 일단 청신경이 놀라서 이명 소리를 내지 않는다. 잠시 그렇게 살려 달라는 아우성 소리는 안 나겠지만, 그것은 결국 지쳐 있는 유모세포와 청신경을 더 힘들게 만들 것이다. 마치 암세포를 없애기 위해서 정상 세포까지 힘들게 만드는 항암화학요법과 비슷한 느낌이 든다. 청력 회복으로 가는 방향은 처음부터 포기한 채 시작하는 셈이다.

'역치(threshold)'라는 개념을 다시 한 번 생각해보자. 병원에서 만약 이명과 같은 주파수의 음(또는 백색잡음)을 5dB(데시벨)에서 들려줬다고 해보자. 환자가 아직 이명이 들린다고 하면 수치를 올린다. 6dB을 지나 7dB로 올렸더니 "어, 이명이 멈췄어요" 하면 7dB이 역치가 되는 것이다. 그런데 이때 이명이 멈춘 것은 유모세포와 청신경이 놀라서 입을 꽉 다물어버린 것이다. 잠시 멈추었던 이명은 집에 가면 또 소리가 난다. 원인을 해결한 게 아니기 때문에 효과는 일시적일 뿐이다.

그래서 조치를 취하는 것 중 하나가 밤에 잘 때 소리발생기를 계속 가동시키고 자는 것이다. 그러면 밤새도록 이명을 못 느끼고 잠이 들지만, 그게 계속되면 청력은 서서히 더 나빠진다. 7dB의 이명 환자가 난청을 치료하면서 좋아졌다면 6dB, 5dB의 더 낮은 차폐음을 들어도 이명은 덮일 것이다. 역치가 낮아지는 것이다. 만약 이명이 완전히 사라졌다면 역치는 0이 된다. 그러나 들려주는 차폐음이 청력을 더 악화시키는 쪽으로 작용하면 어떻게 될까? 시간이 갈수록 처음의 7dB보다 큰 8dB, 9dB의 차폐음을 들어야만 이명이 덮일 것이다.

TSC 소리재활훈련은 환자의 이명 주파수를 토대로 맞춤형 소리를 제작하며, 환자의 청력도를 고려하여 청취한다는 점에서 차별점이 있다. 그래서 임상에서 환자들에게 청력이 나아지는 효과가 있었던 것이다.

TSC 소리재활훈련을 받으려면 이명의 크기가 어느 정도인지 반드시 측정해야 한다. 이명은 일반적으로 좁은 주파수 영역의 소리이고, 그 소리는 특정 주파수에 집중되어 있다. 따라서 그 주파수의 청력역치를 검사해 이명의 주관적 크기(dB)를 측정한다. 이명의 크기는 평균 6~7dB로, 15dB 안에 있다. 이명도검사의 순서는 첫째 본인의 이명과 같은 주파수를 찾고, 둘째 이명의 강도를 찾으며, 셋째 최소차폐강도와 잔여억제검사를 한다.

정리하면, TSC 소리재활훈련은 이명 주파수 특이성을 타깃팅으로 해서 환자에게 개별맞춤으로 자극 강도를 결정한다. 외유모세포에서만 나타나는 고유한 특성으로 점탄성과 전기운동성이 있는데, 이것은 소리자극에 의해서 변한다. 그로 인해 토노토피(tonotopy)라는 주파수 지도가 청각신경계 전반에 걸쳐 형성된다. TSC 소리재활훈련은 환자의 이명 주파수와 주파수별 청력을 토대로 맞춤 제작된 음향을 청취 가능한 최소 볼륨으로 청취한다는 점에 의미가 있다. 1개월 동안 치료했을 때를 기준으로 단순이명은 75%, 복합이명은 40% 이상 호전된다.

개인별로 최적화된 소리 자극을 꾸준히 청취하면 시간이 지날수록 청취 가능한 최소 볼륨의 수치가 조금씩 작아진다. 꾸준한 소리재활훈련으로 청각 능력이 실제로 변하는 것이다. 이내풍에서 사용하는 TSC 기술의 주파수 자극은 기존의 약물 요법보다 난청 치료에 더 효과적이다. 그 근거는 무엇일까? 돌발성 난청의 경우 스테로이드 투여를 하기도 하는데, 경구 투여 약물이나 주사약은 손상된 유모세포만을 선택적으로 조준하는 주파수 특이성이 없다. 전반적으로 두루 작용하는 것이다. 그러나 TSC 기술의 주파수 자극은 달팽이관을 0.2mm 단위로 미세하게 나누어 손상 세포 위치를 정확히 조준할 수 있다.

또 유모세포는 기본적으로 운동세포다. 물리적 진동에 의해 전기를 발생시키므로, 약물에 의한 치료 효과보다는 물리적 자극에 의한 치료 효과가 더 클 것임을 예상할 수 있다.

청력 보호(protection), 청력손실 지연(retardation), 청력 개선

(restoration). 이 3가지가 TSC 기술을 통한 청력 변화에서 확인되었다. 이것은 기존의 이명차폐, TRT, CST, 뉴로모닉스 등 다른 소리치료들과 대비된다.

유모세포는
주파수 분석 머신

　귀는 사람이 죽어도 제일 마지막까지 살아 있는 감각기관이다. 눈은 감아도 귀는 닫히지 않는다. 그래서 옛말에 사람이 죽었다고 함부로 욕하지 말라는 이야기가 있다. 욕하는 소리를 듣고 시체가 벌떡 일어난다는 살벌한 경고까지 한다. 마지막까지 민감하게 살아 있는 감각이 바로 청각이다.

　한의학에서 귀는 신장에 속하지만 그 기상은 심장과 닮았다고 말한다(『의감중마강좌』). 귀는 다른 감각기관과는 달라서 여섯 가지 감각 중에서 적극적으로 막을 수 없는 감각이다. 눈은 가리거나 감으면 되고, 코도 막으면 된다. 입은 다물면 되고, 촉각은 손으로 안 만지면 그만이다. 그런데 귀는 항상 열려 있어서 내 의지와 상관없이 들린다. 귓구멍을 막아도 전혀 안 들린다고는 할 수 없으며 듣기 싫어도 들어야 한다. 심장은 인위적으로 조절하지 못하고 계속 뛰기 때문에 귀의 기상이 심장과 닮았다고 하는 것이다. 그래서 어떤 면에서 청각은 가장 손상받기 쉽고 가장 예민하다.

'듣는다'는 메커니즘은 상당히 복잡하고 정교한 것이다. 이걸 이해하려면 귀와 뇌를 모두 알아야 한다. 귀에서 뇌로 전기신호를 전달할 때도 청신경은 내이에서 청각피질로 바로 전달하는 것이 아니라 뇌간을 거쳐서 전달한다. 이를테면 지름길로 가는 쾌속직행이 아니라 골목 구석구석을 누비는 방식이다. 게다가 귀만 듣는 것이 아니라 뼈와 피부도 듣는다. 그래서 이어폰(헤드폰)을 만들 때도 공기를 통해 소리를 고막까지 전달하는 공기전도(air conducticn) 방식이 있는가 하면, 뼈와 피부의 진동을 통해 소리를 전달하는 골전도(bone conduction) 방식이 있다. 이 두 가지 방식은 청력검사를 할 때도 적용된다.

소리의 진동이 전기신호로 바뀌는 과정도 정교하고 치밀하다. 귓바퀴는 사실 일종의 안테나와 같은 것으로 소리를 모으는 장치다. 여기서 모인 소리가 귓구멍(외이도)를 통해 중이의 고막까지 전달된다. 중이는 고막, 고실, 이소골로 이루어져 있다(그림 1-1 참조). 고막은 일종의 깔때기로 미묘한 공기 전달을 감지해 그 진동을 이소골로 전달한다. 고실(중이강)은 고막 안쪽의 동굴 같은 공간으로 여기에 망치뼈, 모루뼈, 등자뼈로 이루어진 이소골이 있다. 이소골은 우리 몸에서 가장 작은 뼈로 유일하게 살로 덮여 있지 않은 뼈다. 이소골은 소리의 진동을 증폭시키며, 이때 내이 손상을 막기 위해 중이 안에 있는 근육(고막장근·등자근)이 제 역할을 한다(그림 1-16 참조).

고실은 이관(유스타키오관)을 통해 비인강(입천장 뒤쪽과 콧구멍 뒤쪽을 이어주는 부위)으로 연결돼 있다. 이관의 원래 기능은 중이의 압력과 외부의 압력이 같아지도록 조절하는 것이다. 그런데 비염으로 인해 비인강에 염증이 생기고 부으면 이관으로 연결된 탓에 귀까지 먹먹한 증상이 발생하는 것이다.

중이가 공기 진동의 원리라면 내이는 액체 진동이다. 땅콩만 한 크기의 내이는 림프액으로 채워져 있으며, 림프액의 진동은 코르티기관을 통해 전기신호로 바뀌는 것이다. 내이부터는 복잡한 구조로 돼 있어서 '미로'라고 표현하기도 한다. 내이는 청각기관인 달팽이관(와우)과 평형감각을 맡고 있는 전정기관(난형낭, 구형낭, 반고리관)으로 구성돼 있다.

달팽이관은 달팽이 패각과 비슷하다고 해서 이름붙여진 것이다. 여기에는 정원창과 난원창(안뜰창)이라는 창문이 두 개 있어서 중이와 내이를 구분할 수 있다. 중이의 이소골 중 등자뼈는 말을 탈 때 두 발로 디디는 등자처럼 생겼는데, 등자의 발판 쪽이 난원창에 끼어 있듯이 연결돼 있다. 소리에 의해 이소골이 움직이면 등자뼈의 발판은 타원 모양의 난원창 쪽으로 움직이고, 이 움직임은 다시 달팽이관 안의 림프액이 움직이도록 유도한다.

소리 에너지는 사실 굉장히 작은 것이라서 귀는 이것을 크게 증폭

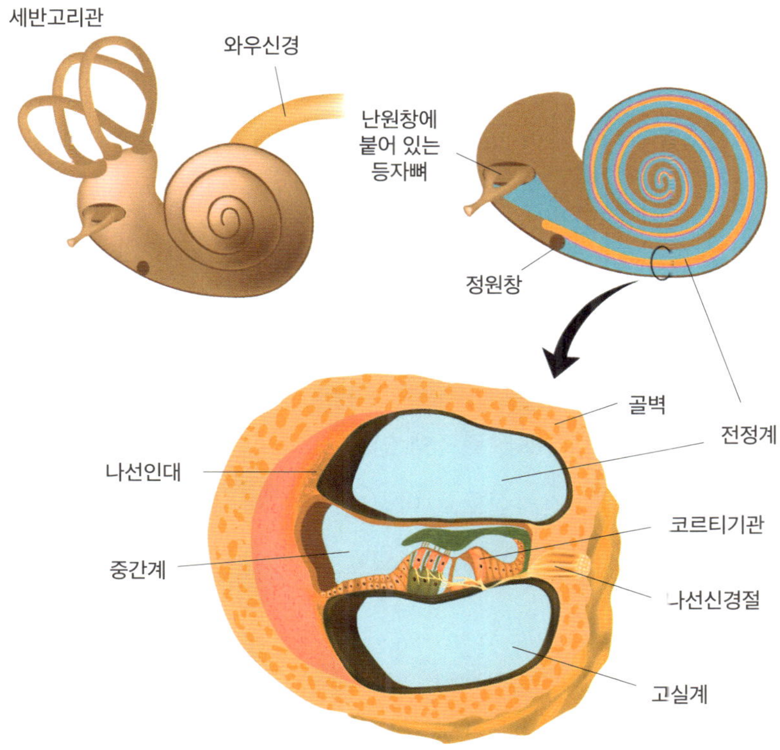

그림 1-11 **달팽이관 단면**

해서 뇌에 전달하려고 온갖 애를 쓴다. 중이의 이소골은 일종의 지렛대 원리로 음을 2.5데시벨 증폭시키며, 좁은 등자뼈가 난원창에 소리를 전달할 때 압력은 17배 증가한다. 종합적으로 중이에 들어온 소리는 약 28데시벨 증폭되어 내이로 전달되는 것이다.

달팽이관은 단면도를 보면 알 수 있듯이 전정계, 중간계, 고실계의 3층 구조로 되어 있다. 전정계와 고실계는 외림프액으로 가득차 있으며, 중간계는 내림프액으로 가득차 있다. 이 중간계에는 코르티 기관이 있는데, 여기가 바로 감각신경성 난청에서 핵심적으로 주목 하는 장소다. 난원창을 통해 내이로 소리가 들어가면 전정계의 외림 프액이 파동을 일으키고 이로 인해 중간계의 내림프액도 움직인다. 중간계 바닥에는 가는 띠 모양의 기저막이 있고, 그 위에 유모세포 라는 청각세포들이 빽빽하게 나열돼 있다. 소리의 진동이 전달되면 약 15,000개의 유모세포는 림프액 안에서 파도를 치듯이 움직이고 각자 맡은 주파수를 전기신호로 바꾼다. 코르티기관에서 전기신호 로 바뀐 소리는 와우신경을 통해 대뇌로 전달되고 우리는 그 소리의 의미를 인지할 수 있게 된다.

와우, 즉 달팽이관은 소용돌이(나선) 모양으로 2.5회전 감겨 있다. 여기서 회전할 때마다 처리되는 주파수가 달라지는데, 달팽이관 가 장 바깥쪽 1회전에서 1,500~20,000Hz의 고주파를 담당한다. 다음 회전에서는 500~1,500Hz를 담당하며, 가장 안쪽은 20~500Hz의 저주파를 담당한다(그림 1-8 참조). 이 중 어느 부분에 손상이 있는지 에 따라 들리지 않는 음의 높이가 다른 것이다.

대부분의 경우 달팽이관 장애는 내이의 출입구에서 시작되는데, 가장 바깥쪽 회전에 해당한다. 즉, 고주파의 높은 음부터 청력은 서 서히 쇠퇴한다고 할 수 있다. 특히 노인성 난청은 이쪽 고음이 들리 지 않는다. 또 공장, 클럽, 사격장 등 소음이 심한 곳에 장시간 있으면 코르티기관의 유모세포가 힘들어한다. 음향 외상에 의한 손상은 고주파의 경우 상대적으로 낫기가 힘들다고 알려져 있다. 저주파 손상은 피로와 스트레스에 의해 일어나는 것이라서 비교적 쉽게 나을 수 있다.

유모세포는 한마디로 말하면 주파수 분석 머신이다. 이 유모세포가 손상되면 감각신경성 난청이 발생하며, 청취 능력이 떨어지고 역동 범위가 감소해 말소리(어음)를 이해하는 능력이 저하된다. 따라서 소리재활훈련의 핵심 내용은 유모세포의 운동성과 탄력성 회복인 것이다.

아픈 유모세포만
타깃팅하는 치료가 있다!

소리를 듣기 위해서는 고막, 달팽이관(와우), 청신경, 뇌의 청각피질이 정상적이어야 한다. 난청에서 청력을 회복시키려면 외이로 들어온 소리가 전달되어 뇌가 인지하는 경로의 단계마다 문제를 살펴봐야 한다. 기존의 난청 치료를 보면 중이에 문제가 있으면 외과적인 처치나 수술 등으로 치료했다. 청신경과 뇌의 치료는 스테로이드 주사, 약침, 한약 등이 쓰였다. 반면 내이에 속하는 달팽이관에 대한 치료는 인공와우 수술이나 보청기 정도가 권장사항이었다. 보조적으로 쓰이던 소리치료는 이명으로 인한 불면증이 너무 심할 때 어쩔 수 없이 쓰였을 뿐, 청력이 회복되는 치료적인 의미는 아니었다.

그러다가 등장한 TSC 소리재활훈련은 달팽이관을 대체하는 보조물 수술이나 보청기와 달리 유모세포 자체를 활성화시키는 근원적

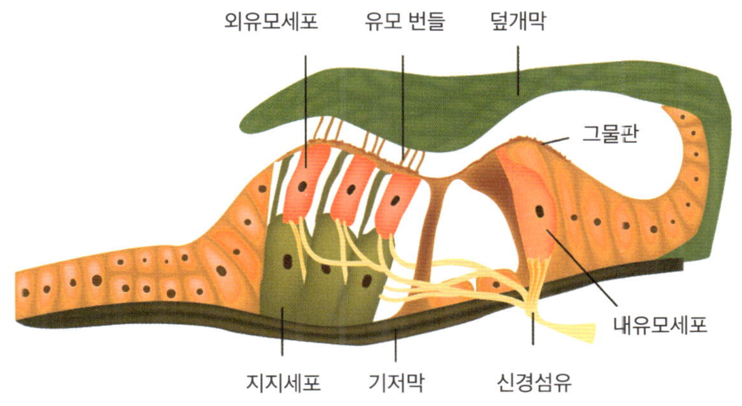

치료를 지향한다는 면에서 획기적이었다. 실제 임상에서도 청력 회복 효과를 보여주고 있어 환자들이 만족해하고 있다. 다만 아직 잘 알려지지 않아 보편화되지 않았을 뿐이다.

내이 달팽이관의 중간계에는 약 15,000개의 유모세포가 일하고 있는데, 이들이 지쳐 쓰러졌을 때 우리는 난청, 이명을 느낀다. 이들은 솜모(가는 털) 형태의 구조로 돼 있기 때문에 유모세포(hair cell)라고 부른다. 유모세포는 감각세포이지만 섬모에 운동성이 있고, 각각 담당하는 주파수가 있다. 그 주파수별로 음향자극을 주어 유모세포를 운동시키는 것이 TSC의 핵심이다. 살아 있긴 하지만 쓰러져서 제 기능을 못하는 유모세포를 주기적으로 운동시킴으로써 일어나게 하고 원래의 기능을 하도록 돕는 것이다. 그 결과로 유모세포는

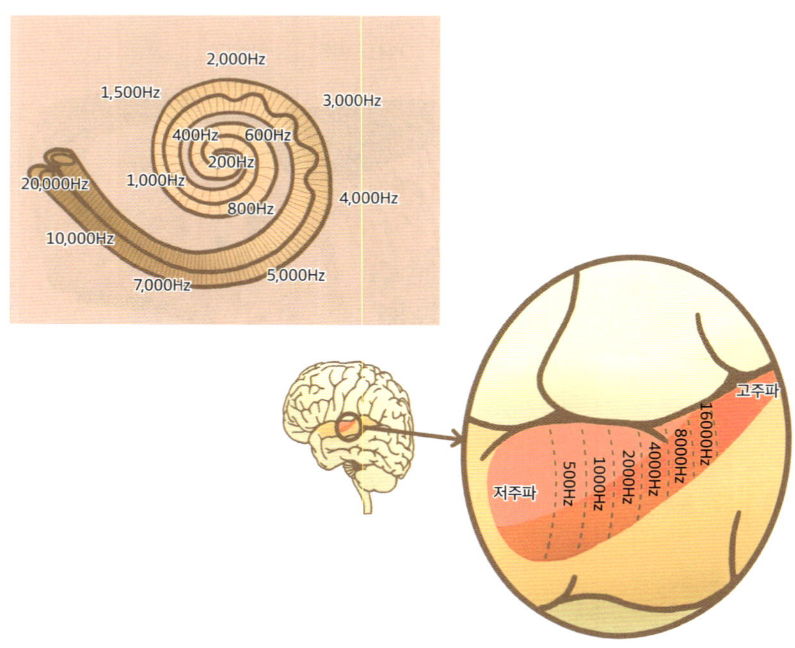

그림 1-13 **달팽이관과 청각피질의 주파수 영역**

활성화된다.

달팽이관의 주파수 감지영역은 고주파를 담당하는 기저부(base)
와 저주파를 담당하는 기첨부(apex)로 나뉜다. 달팽이관을 통해 감
지된 주파수 소리는 전기자극 형태로 바뀌어 다시 와우신경, 즉 청
신경을 통해 측두엽의 청각피질로 이동하게 된다. [그림 1-13]과 같
이 청각피질 내에서도 각각 주파수별로 담당하는 영역이 있는데, 이
마(전두엽)쪽이 저음(저주파수)을 담당하고, 뒤통수 쪽이 고음(고주파
수)을 담당한다. 달팽이관의 주파수 영역과 청각피질의 주파수 영역

110

은 서로 맵핑(mapping)되어 있어 전달된 소리가 뇌에서 최종적으로 인지된다.

음향자극(threshold sound)을 사용하여 유모세포를 살리는 TSC 기술은 각 개인에게 맞춤한 음원을 들려주기 때문에 미세청력검사는 필수다. 최대 134밴드의 주파수 해상도로 난청 세포를 찾아낼 수 있다. 의심이 가는 주파수의 소리를 하나하나 들려주면서 환자의 이명 소리와 비슷하거나 같다고 느끼는 걸 찾아간다. 아픈 유모세포의 주파수를 찾는 것이다.

개개인의 청력에 맞춰 주파수별로 특화한 음향신호를 만들어 가장 작은 레벨로 낮춰 하향역치에서 청취하는 것이 소리재활훈련이다. 따라서 소음으로 인한 손실은 걱정하지 않아도 된다. 백색잡음을 청취하는 기존의 소리치료는 이명이 없어지더라도 소음으로 인한 청력 감퇴 위험을 감수해야 하는 것과 대비된다.

한편 환자 중에는 청력손실이 있는 주파수가 한 군데가 아닌 사람도 있다. TSC 소리재활훈련의 장점은 여러 주파수의 유모세포를 동시에 자극하는 혼합음으로 치료하는 것이 가능해서 이에 대한 대비도 가능하다.

보청기는 안경만큼의
효과를 줄까?

· 보청기를 맞춰놓고 끼지 않는 이유

· 보청기는 이명 치료에 효과가 있을까?

· 보청기는 최소 5년마다 바꿔야 한다

· 인공와우 수술해도 재활해야 한다고요?

· 중도 이하 난청은 소리재활훈련

보청기를 맞춰놓고
끼지 않는 이유

“도련님, 형님한테 뭐라고 좀 해요. 보청기를 1천만 원 주고 맞췄는데 그걸 책상에 넣어놓고 쓰지를 않아요.” 몇 해 전 한의사 한 명이 형수님의 하소연을 들었다. 형수님과 형님이 하도 다투길래, 왜 보청기를 안 끼려고 하는지 물어보았다. 그러자 형님이 딱 한 마디 하셨다. “보청기 끼니까 귀가 더 사나워.”

형님은 기계음 같은 잡음도 들리고 이명도 더 커지는 것 같고 머리도 아픈 것 같아 더 불편하다는 것이었다. “도저히 나하고는 안 맞는 것 같다. 차라리 못 들어도 입모양 보고 읽어내는 것이 낫다.” 형님은 환자 입장에서의 불편함을 토로했다.

난청, 이명을 전문으로 진료하고 있는 임상 현장에서도 환자들에게 그와 비슷한 이야기를 들을 수 있다. 보청기에 만족한 사람은 한의원에 찾아올 일이 없다는 점도 있긴 하지만, 체감상으로는 환자들이 맞춘 보청기 중에 절반은 책상 속에서 잠자고 있는 것이 아닌가 하는 생각이 들 정도다. 보청기는 청각사가 소리의 강도를 조절하고 대뇌가 적응할 수 있게 조율하는 과정을 거쳐야 한다. 인체가 보청기에 적응할 시간이 필요한데 환자들을 보면 그게 잘 안 되는 경우가 꽤 있다.

평균 연령이 높아진 고령화 사회라는 배경도 있지만, 정부의 보조금 지급으로 인해 보청기를 이용하는 사람이 늘고 있다. 보청기 보조금은 청각장애 등록자(표 1-5 참조)를 대상으로 5년에 한 번 최대 131만 원까지 지원받을 수 있다(2024년 현재)는 것이 주요 골자다. 난청 환자 증가는 전세계적인 현상인데, 세계보건기구는 2021년 전세계 인구의 20%(약 15억 명)가 난청을 가지고 있다고 발표했다. 또 어느 시장조사업체의 보고에서는 전세계 보청기 시장 규모가 2022년 112억9천만 달러(15조 원이 넘는다)이며, 2030년까지 210억9천만 달러로 성장한다고 예측했다. 연평균 8.4%의 성장이다. 우리나라에도 6개 글로벌 회사가 진출해 있는데, 보청기 시장이 늘어나는 만큼 불만족한 환자들도 늘어나는 것 같아서 안타까운 마음이 든다.

보청기가 하는 일은 소리의 진동을 증폭시켜 유모세포가 그 소리를 감지하고 청신경을 통해 뇌로 전달할 수 있도록 도와주는 것이다. 만약 청신경 손상이 심하다면 청력손실이 큰 것을 극복하기 위해 더욱 커다란 증폭이 필요하다. 그러나 그 증폭에도 한계는 있다.

등급 판정	기준
청각장애 2급	두 귀의 청력손실이 각각 90dB 이상인 사람
청각장애 3급	두 귀의 청력손실이 각각 80dB 이상인 사람
청각장애 4급 1호	두 귀의 청력손실이 각각 70dB 이상인 사람
청각장애 4급 2호	두 귀에 들리는 보통 말소리의 최대 명료도가 50% 이하인 사람
청각장애 5급	두 귀의 청력손실이 각각 60dB 이상인 사람
청각장애 6급	한 귀의 청력손실이 80dB 이상, 다른 귀의 청력손실이 40dB 이상인 사람

* 이명이 언어분별력을 감소시킬 수 있으므로 청력역치 검사와 최대 어음명료도 검사를 같이 실시하여 등급을 가중할 수 있다. 이명은 객관적인 측정이 어려우나, 2회 이상의 반복 검사에서 이명의 음질과 크기가 서로 상응할 때는 다음과 같이 판정한다.
- 심한 이명이 있으며, 청력장애 정도가 6급인 경우 5급으로 한다.
- 심한 이명이 있으며, 양측 청력손실이 각각 40~60dB인 경우 6급으로 판정한다.

특히 골전도(bone conduction) 보청기는 중이의 문제인 전음성 난청에 권장되며, 신경적 문제가 아니라서 보청기의 효과를 볼 가능성이 높다고 한다. 반면 감각신경성 난청일 때는 권장되지 않는다. 유모세포와 청각신경섬유의 기능 저하로 뇌로 가는 정보의 질이 떨어지는 감각신경성 난청의 경우에는 공기전도 보청기(air conduction)가 권장된다. 그러나 보청기 성능이 아무리 좋아도 뇌로 전해지는 정보의 질을 높이는 데에는 한계가 있다.

눈이 나빠지면 안경을 낀다. 2023년 현재 전국의 초중고교 학생 중 57%가 안경을 착용하고 있다면서, 그것처럼 청력이 나빠지면 보청기를 끼면 되지 않냐고 말하는 사람도 있다. 그런데 청각은 시각보다는 좀 더 복잡한 구조와 과정을 거치기 때문에, 그렇게 간단히 치부할 문제가 아니다. 보청기를 맞추기 위해 청각사와 상담한 어느 환자의 이야기를 들어보자.

"오른쪽은 전혀 들리지 않는 것 같고, 왼쪽은 조용한 곳에서는 들리지만 소란스럽거나 여러 사람이 동시에 말하면 전혀 알아듣지 못해요. 보청기를 맞출 때 청력검사랑 어음분별력검사를 했습니다. 어음분별력검사는 편안한 적정 크기의 말을 들었을 때 알아들을 수 있는지 보는 것인데, 오른쪽은 난청도 있지만 어음분별력검사에서 38%가 나왔어요. 결국 최종적으로 왼쪽에 보청기를 쓰기로 했습니다. 그런데 착용했을 때 소음만 증폭되는 느낌이 들어 불편해요. 특히 초기 착용 때는 굉장한 어지럼증으로 힘들었어요. 중간 주파수 대역의 청력이 좋아서 오히려 잡음을 듣는 거라고 하더군요."

이 환자는 다행히 2개월간 계속 조율하면서 적응한 덕분에 안 끼는 것보다는 좋아졌다고 한다. 그러나 보청기를 항시 착용하는 것은 불편하다는 사람들이 의외로 많다.

보청기는 소형 마이크와 소형 스피커가 들어간 장치라고 할 수 있다. 소리가 새어나가지 않게 하려면 꽉 막아야 한다. 그래서 보청기를 끼면 귓구멍을 막아야 해서 밀폐된 공간이 생긴다. 그 상태에서 소리가 들어갔다가 반사되는 것이 반복되면 자기 목소리가 울리는 현상이 생기는데, 그 자체로 불편함의 원인이 되기도 한다. 이 점을 극복하기 위해 마이크와 스피커(리시버)의 물리적 거리를 떨어뜨린

오픈형 보청기도 나왔지만, 밀폐는 어쩔 수 없이 겪는 물리적 현상
이라 완전히 없애지는 못한다.

보청기는 이명 치료에 효과가 있을까?

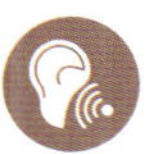

난청 환자 중에 절반 이상은 이명을 호소한다. 특히 돌발성난청 환자는 90% 이상 이명이 동반되며, 난청이 회복되지 않을 때는 이명도 지속되는 것으로 알려져 있다. 메니에르병이나 돌발성난청으로 이명이 나타날 때 각각 기저질환에 대한 치료가 적절히 이루어지면 많은 경우에 이명이 호전될 수 있다. 하지만 수술적 치료가 어려운 경우, 수술이나 약물 치료에 실패한 경우에는 난청과 이명의 해결을 위해 보청기를 권유받기도 한다. 그러면 보청기는 이명에서 얼마나 벗어나게 해줄 수 있을까?

이명에 작용하는 보청기의 기전은 3가지 정도로 알려져 있다. 첫째, 보청기는 이명에 대한 직접적인 차폐 효과를 줄 수 있다. 이명 환자에게 차폐는 직접적으로 소리자극을 높여 이명 신호의 인지를 줄일 수 있다고 보는 것이다. 하지만 청각과민증이 난청이나 이명 환자에게 나타나는 경우가 많아서, 이명의 완전한 차폐를 목적으로 고강도 소리를 듣게 하면 이명을 악화시킨다는 보고도 있다.

둘째, 배경음 증강을 통해 주의 분산 효과를 줄 수 있다고 한다. 여기에는 수동적 주의 분산 효과와 능동적 주의 분산 효과가 포함된다. 난청 환자들은 정상 청력을 가진 사람에 비해 일상적인 배경음을 듣지 못한다. 그런데 배경음이 약해지면 이명에 더욱 집중되고 더 크고 뚜렷한 이명을 인식하게 된다. 따라서 조용한 곳에서는 음악이나 백색잡음을 듣게 하고 대화를 나눌 때는 보청기의 어음신호 증강 효과를 통해 대화음을 잘 들리게 할 수 있다는 것이 수동적 주의분산 효과다.

능동적 주의분산 효과는 이명 이외에 관심을 집중시킬 수 있는 흥미로운 소리를 들려주어 이명에 대한 주의를 분산시켜서 이명 인식을 감소시킬 수 있다는 기전이다. 특히 일상생활에 장애를 일으킬 수 있는 심한 이명의 경우, 뇌에서 이미 이명 신호가 반복적으로 조건 반사를 일으켜 후천적으로 강화됨으로써 의미있는 신호라고 잘못 각인될 수 있다고 알려져 있다. 이것을 억제하겠다는 것이다. 따라서 무의미한 이명 신호보다 중요하고 흥미로운 소리를 들을 때 측면 억제를 통해 이명에 대한 주의를 분산시키는 여과 기능이 일어날 수 있다고 기대하는 것이다.

셋째, 감정계인 시상변연계의 과흥분 억제를 통해 이명 치료에 효과를 줄 수 있다는 것이다. 난청은 대화음이나 듣고 싶은 일상생활에서의 다양한 소리를 놓치는 상황을 불러온다. 이것이 큰 스트레스를 만들고 결과적으로 이명을 더욱 고통스럽게 인식하도록 만들기 때문에 스트레스 억제 효과로서 보청기를 사용한다는 것이다.

이 3가지 기전은 모두 소리치료의 일종이다. 요즘은 보청기에 소리발생기 기능을 장착할 수 있기 때문에 그렇다. 그러나 난청 치료를 하는 한의원의 임상 현장에서 환자들과 이야기해보면 보청기가 제대로 쓰이고 있는 건지 의문이 들 때가 많다. 보청기를 맞춰놓고 환자 중 절반은 끼지 않는다고 대답하니 말이다. 보청기의 역할은 분명 있다. 그렇지만 경도난청 환자의 경우라면 청력을 더욱 떨어뜨릴 위험을 감수하면서까지 사용할 이유는 없어 보인다. 여러 선택지가 있는 것은 좋지만, 실제 선택에는 신중함이 있었으면 좋겠다.

한의사는 감각신경성 난청과 이명을 진료 대상으로 한다. 조직학 관점이나 외과 수술적 관점은 한의학의 영역에 해당하지 않기 때문에 기능성 질환으로서의 난청과 이명을 다룬다. 그런데 이명을 종류별로 살펴보면 감각신경성 이명이 80% 이상이다. 나머지는 혈관박동성 이명, 개방성이관 이명, 근육기원성 이명 등이다. 이 통계가 한의원에 난청, 이명 환자들이 많은 이유를 짐작케 한다. 소개로 왔다는 대부분의 난청 환자는 보청기를 끼기 싫거나 보청기를 껴도 이명이 들린다는 사람들이다. 그들 대부분은 감각신경성이나 혼합성 난청에 해당하며, 보청기로는 불편을 해결하지 못한 사람들이다.

보청기는 최소 5년마다
바꿔야 한다

'듣는다'는 것은 '본다(see)'보다 복잡한 단계를 거치기 때문에 못 듣는 이유가 어디에 있냐에 따라 보청기도 달라진다. 그래서 종류도 다양하고 가격도 여러 가지다. 예를 들어 골전도 보청기는 외이나 중이에 문제가 있을 때 유용한 타입이다. 측두골을 진동해 외부의 소리가 외이와 중이를 거치지 않고 바로 내이로 전달되도록 하는 것이다. 상대적으로 저렴하다고 해서 감각신경성 난청 환자가 무턱대고 골전도 보청기를 고르면 청신경 손상이 악화될 수 있다. 잘 듣지 못하는 주파수 소리만 적정량으로 증폭하는 것이 아니라 주변의 모든 소리를 증폭하기 때문이다.

일부 주파수에만 난청을 가진 환자들은 보청기를 쓰는 것이 이점만 있다고 할 수 없다. 못 듣는 주파수만 타깃팅할 수 없다면 안 들어도 되는 소리까지 크게 들음으로써 오히려 소음에 노출되고 만다. 그만큼 정교하게 난청 주파수 구간을 찾을 수 있어야 그런 부작용을 피할 수 있다.

보청기는 기본적으로 확성기 원리다. 소곤소곤 말하면 잘 안 들리지만, 손을 모아서 말하면 작은 소리도 잘 들린다. 그런데 보청기를 쓰다 보면 유모세포나 청신경이 증폭된 소리에 점점 무뎌질 수 있다. 환자가 보청기를 좀 쓰다 보면 처음 사용했을 때의 소리 강도로는 안 들리는 문제가 생긴다. 그러면 보청기를 업그레이드하러 가야 한다. 보청기를 써서 소리를 증폭하면 유모세포가 처음에는 깜짝 놀라서 정신차리고 알아듣다가, 그것이 계속되면 더 이상 자극이 되지 못한다. 그다음에는 더 강한 증폭으로 자극을 주어야 하기 때문에 어느 정도 시간이 지나면 성능이 더 높은 보청기로 바꿔줘야 한다.

이것은 마치 근시 때문에 안경을 쓰지만 시간이 지나면 시력은 더 나빠지고 도수를 높인 안경으로 바꿔야 하는 것과 같다. 근시가 생겨서 시력 보조기구인 안경을 맞추면 안 보이던 게 보이니까 좋은 일이지만, 시간이 흐를수록 눈은 점점 나빠지고 안경 도수는 점점 올라간다. 작은 화면의 스마트폰을 들여다보는 시간이 점점 늘어나는 현대인에게 시력 악화 요인은 너무나도 많다. 그래서 안경사들은 2년에 한 번은 안경 도수를 확인하고 보정을 해줘야 한다고 말한다.

보청기의 경우엔 사용수명이 평균 5년이라고 한다. 그러나 만족도를 높이려면 2~3년 주기로 교체해야 한다는 설명도 있다. 보청기를 쓰면서 청력이 해결된 것 같지만 사실 귀는 점점 나빠지고 있는 것도 사실이다. 안경을 써도 근시가 점점 진행되는 것과 같이, 보청기를 껴도 시간이 지나면서 점점 난청은 진행된다. 보청기란 '청력은 되돌아오지 않으며 서서히 약해진다'는 걸 전제로 하는 것이다.

보청기가 난청, 이명 환자들에게 도움을 주는 것은 맞다. 그러나 이명을 고친다든가 청력을 회복시키는 치료 도구는 아니란 것도 사실이다. 안경이 시력을 되돌리는 치료 도구가 아니라 보조 기구인 것처럼, 보청기 역시 청력을 되돌리는 치료 도구가 아니라 보조 기구일 뿐이다. 대학병원을 가봐도 유명한 이비인후과를 가봐도 보청기센터를 가봐도 "보청기밖에 답이 없다"는 말을 들으면 절실한 사람은 보청기를 쓰려고 할 것이다. 이때 보청기의 역할이 어디까지인지 나에게 맞는 것은 무엇인지 제대로 알고 결정하기 바란다.

진료실에서 보청기에 의존하는 것에 대해 회의적인 의견을 보이면, 환자들은 "그럼 보청기 안 끼고 방법이 있어요?" 묻곤 한다. 당연한 궁금증이다. 특히나 경도난청 환자나 이명 환자들은 또 다른 옵션이 있기를 간절히 바란다. 2010~2012년까지 우리나라에서 시행된 국민건강영양평가조사 중 성인을 대상으로 한 연구에서 경도난청이 20.5%, 중도난청 이상이 9.2%인 것으로 나타났다. 고도, 심도 난청으로 악화되기 전에 경도, 중도난청 수준에서 보청기 없이 회복세로 돌릴 수 있다면 얼마나 좋을까. 한의원의 임상 현장에서 보청기를 안 낄 정도로 청력이 회복된 사람들이 있기 때문에, 우리는 새로운 선택지를 제안하는 것이고 이것은 환자들에겐 환영할 소식일 것이다.

사카타 히데아키 NES 이사장이 TSC 기술개발팀과 대담을 한 적이 있다. "보청기를 안 낄 정도로 이 치료법이 강력한 효과가 있다는 것이 지금까지 임상에서 증명됐나요?" 사카타 이사장의 질문은 누가 봐도 타당했다. 기술개발팀은 미국 스탠퍼드 대학에서 임상 시험을 끝냈고, 한국을 중심으로 임상에서 쓰고 있으며, 콜롬비아, 미국 캘리포니아 등에서도 임상 효과가 입증되고 있다고 대답했다.

보청기를 끼지 않고도 난청에서 회복되는 치료법은 젊은 사람일수록 더욱 간절할 것이다. "젊은 나이에 보청기를 끼고 있으면 남들이 저를 청각장애인으로 알 거 아녜요. 이상하게 쳐다볼 거란 말이죠." 대개는 이런 반응을 보인다.

안경이 시력을 회복시키는 치료 도구가 아니라고 해서 안경을 끼지 말라고 할 수는 없는 것처럼, 보청기가 청력을 회복시키는 치료 도구는 아니라고 해서 사용하지 말라고 할 수는 없다. 그러나 보청기 도움 없이 청력을 회복시킬 수 있는 방법이 있다면 적용하지 않을 이유가 없다. 그래서 "보청기를 벗기자"는 것이 우리의 치료 목표가 되었다. 물론 모든 난청 환자가 보청기를 벗고 청력이 회복되는 건 아니다. 특히 고도, 심도난청 환자의 청력을 되돌리는 건 쉬운 일이 아니다. 이명과 난청은 단순히 청각세포만의 문제가 아니라 정신적인 문제, 환경 문제, 기저질환의 문제 등이 크게 작동하기 때문이다. 환자들이 그 점을 인지하고 본인의 노력까지 더해져야 치료는 탄력을 받을 수 있다. 결론을 정리하면 난청은 못 고치는 경우도 있지만, 치료가 전혀 불가능한 것은 아니다.

인공와우 수술해도 재활해야 한다고요?

　난청 환자 중에서도 한의원에서 특히 신경 써서 돌봐줘야 할 환자는 청력검사 결과 60dB 이하의 중도난청과 경도난청 환자라고 생각한다. 그 정도라면 환자는 보청기 사용이 망설여질 것이고, 그렇다면 더욱더 한의학적 치료와 소리재활훈련은 의미가 있다.

　"청력검사 결과는 괜찮은데요. 견뎌보시다가 더 나빠지면 그때 보청기 하러 오세요." 병원에서 이런 말을 들었다는 환자가 꽤 있다. 나빠지길 기다렸다가 오라는 것 같아서 환자 입장에서는 문제 해결로 들리지 않기 때문에 절망감을 느낀다고 한다.

　반면 난청이 많이 진행되어 기다릴 수 없는 고도, 심도난청 환자는 브청기를 권유받기도 하고 인공와우를 권유받기도 한다. 우리가 일상에서 대화하는 소리는 대체로 26~70dB인데 고도, 심도난청을 가진 환자는 71dB, 91dB 이상으로 언성을 높여야 들을 수 있기 때문에 일상생활이 불편하다. 말귀를 못 알아듣는 것은 다반사다.

인공와우는 보청기로도 내이 달팽이관이 제 역할을 못할 때 인공적으로 청신경에 직접 자극을 주는 장치다. 인공와우는 전기적인 소리정보가 청신경을 통해 대뇌로 전달된다는 점에서 외부의 소리를 증폭해주는 보청기와는 개념이 다르다. 이 장치를 개발한 사람은 멜버른 대학의 그레임 클락(Graeme Clark) 교수로, 그의 아버지가 청각장애인이었다고 한다.

해외 세미나에서 독일 지멘스그룹 회장이라는 사람과 옆자리에 앉는 바람에 인사했다는 한의사가 있다. 대화 중에 그는 지멘스 회장에게 "인공와우 수술을 하고 나면 치료는 끝나는 겁니까?" 하고 물었다. "5년간 언어 훈련을 받아야 합니다"라는 대답이 돌아왔다.

한때 우리나라 정부는 청각장애인에게 대안이 될 수 있는 인공와우 수술에 적극적이었다. 수술비 2,300만 원 정도에서 의료보험 혜택을 받으면 본인 부담금이 400만 원으로 낮춰진다고 한다. 그러나 수술 후에도 3~5년간 재활을 받아야 해서 재활치료비가 추가로 들어가고 외부장치 교체 시에는 한쪽만 1천만 원이 더 들어간다고 한다. 여전히 누군가에게는 부담이다. 게다가 재활은 말이 3~5년이지 평생 관리라는 말도 들린다. 인공와우 수술에 성공했어도 정상 수준으로 청력이 되돌아오는 건 아닌 모양이다. 선천적인 내이 손상이 있는 경우가 아닌 이상 고도, 심도난청 환자라 해도 인공와우 수술을 선뜻 결정하기란 쉽지 않다.

　와우이식기 역시 전문 청각사에 의한 조율(mapping)기 필요하다. 처음에는 일주일에 한 번씩 조율하고, 적응이 잘 돼야 언어치료를 병행하면서 빈도수를 줄여갈 수 있다. 언어 습득 전에 청력 상실이 있었던 경우가 아니라면 언어를 인식하고 훈련해야 하는 재활 과정이 힘들어서, 그보다는 차라리 수화 보급이 더 나은 게 아닐까 생각하는 사람도 있다. 언어 재활훈련을 받으려면 충분한 시간이 필요해서 시간 낼 형편이 안 되는 사람은 외부 장치를 빼놓고 다니는 경우도 있다고 한다. 진짜 성공은 수술이 아니라 재활에 있다고 해도 과언이 아니다.

　인공와우는 청력이 거의 없어도 새로운 청각 경험을 제공하는 소리 인식 방식이기 때문에, 처음엔 말소리와 잡음을 구분하기 어렵고 사람 목소리가 전자음이나 로봇 소리처럼 들린다고 한다. 이 사실을 모르고 수술했다가 충격을 받는 사람도 있다.

　인공와우 이식은 소형 컴퓨터인 어음처리기(언어합성기)를 귀에 이식하는 수술이다. "인공 와우와 인체 간에 호환성이 필요하고, 또 인체로부터 공격을 받지 않아야 하는 것이 이식의 조건이다. 미세전극은 보호돼야 하고, 프로세서는 노출돼야 하고, 동시에 이들 양자는 전기적으로 연결되어 있어야만 한다." 그레임 클락 교수가 인공와우 설계 원칙에 대해 했던 말이라고 하는데, 인공와우의 성공적인 작동은 만만치 않은 일임을 짐작할 수 있다.

인공와우 수술 후 부작용으로 일어날 수 있는 것으로는 안면신경 손상, 안면마비, 안면경직, 이명, 현기증, 통증, 미각장애, 감염 위험, 전극봉 전류에 의한 얼굴 경련, MRI 진단을 받을 수 없는 점 등이 꼽힌다. 휴대폰 등이 작동에 영향을 줄 수 있으며, TV나 컴퓨터를 직접 만지면 안 된다는 주의사항도 있다.

게다가 인공와우 자체의 기술적 결함이 있을 수 있어 부작용으로 청신경을 더욱 퇴화시키고 남아 있는 잔존 청력까지 상실될 위험이 지적되고 있다. 기기 결함으로 인해 재수술을 하는 경우도 있기 때문에 만약을 대비해 한쪽 귀만 시술받는 사람이 대부분이다. 성공해도 한쪽 귀로만 듣는다는 뜻이다. 또 다른 부작용으로는 미국 질병관리본부(CDC)에서 2차 감염의 가능성을 경고했다. 대표적으로 뇌수막염이 있는데, 뇌수막염은 그 자체로서 청력을 상실하는 후유증을 남길 수 있는 질병이다. 그래서 3세 이후의 수술은 이익보다 손실이 크다는 의견이 있다. 꼭 필요한 사람은 해야겠지만, 과잉진료가 되지 않게 꼭 수술이 필요한 경우인지 환자 스스로도 신중하게 따져봐야 한다. 기준을 정하자면, 보청기를 끼고도 일상적 대화가 안 되는 심도난청이라면 고려해볼 만하다고 생각한다.

고도, 심도난청 환자는 우리가 대안으로 삼고 있는 TSC 소리재활 훈련으로도 드라마틱하게 회복된다고 장담하지는 못한다. 그러나 꽤 많은 사례에서 회복 가능성을 발견했기 때문에 무조건 보청기나 인공와우 수술을 해야 하는 것은 아니라고 말하고 싶다.

중도 이하 난청은
소리재활훈련

"수차례 중이염을 앓고 2회 수술을 한 경험이 있다는 사람이 있었다. 오른쪽은 청각장애에 가깝고 왼쪽은 고도난청이더 일상생활에서 입 모양을 보고 의사소통을 한다는 사람이었다. 보청기를 착용하는 기대 효과가 적다고 했더니, 눈물을 흘리며 알아듣지 못해도 소리만이라도 듣고 싶다며 보청기를 원했다. 첫 착용 후에 소리가 들린다는 것에 굉장한 만족감을 보였다. 딸의 목소리, 사람의 인기척, 생명을 위협할 수도 있는 자동차 경적을 듣는 것만으로도 굉장히 만족해했다."

어느 청각사가 들려준 이 이야기는 보청기 사용의 성공적인 사례라고 할 수 있는 경우다. 이명이나 난청이 있는 사람들은 기본적으

"

로 예민한 사람일 확률이 높다. 보청기를 맞추고 나서 자신이 생각하지 않았던 일이 벌어진다며 컴플레인하는 사람이 많다고 한다. "차 소리를 못 들었는데 이런 소리도 듣는구나. 밖에 나갔을 때 위험을 감지하는 데 도움이 되겠구나"라고 생각하는 사람이 있는가 하면, "내가 사람 소리 들으려고 했지 저런 소리 들으려고 했냐"라고 말하는 사람도 있다.

눈이 나쁠 때 안경을 끼면 책도 읽을 수 있고 사람을 못 알아보고 지나가는 실수도 없을 것이다. 마찬가지로 소리를 못 들을 때 청각 세포를 활성화시켜서 생활 소음이라도 들을 수 있다면 그걸로도 만족하는 사람이 있다. 모든 물건은 자기 용도가 있고, 보청기도 자기 역할이 분명히 있다. 그러나 보청기에 대한 만족감은 지극히 개인적일 수 있다.

보청기는 크게 공기전도와 골전도 방식이 있다. 보청기의 크기에 따라서 분류하면 초소형, 고막형, 외이도형, 오픈형, 귀걸이형 등이다. 외형의 크기가 커지면 리시버(스피커) 크기가 커지며, 심도난청으로 갈수록 큰 출력을 가진 리시버를 장착한 보청기를 쓰게 된다. 마치 눈이 나쁠수록 안경의 렌즈가 점점 두꺼워지는 것과 같다.

난청의 정도는 [표 1-6]과 같이 경도난청에서 심도난청까지 나뉜다. 보청기를 전문으로 하는 병원에 가면 중고도난청부터는 보청기를 권유받는다. 전국 17개 대학교 이비인후과 교수들이 공저한『이명』이란 책에서 보면 이명의 3대 치료법은 첫째, 보청기, 둘째, 소리

난청	청력역치(dB)	어느 정도일까
정상	0~25	듣는 데 어려움이 없다.
경도	26~40	작은 말소리나 대화가 잘 들리지 않는다. 소음이 들리거나 울리는 환경에서는 듣기가 어렵다. 그러나 주변이 조용한 곳이라면 대화하는 데 큰 문제가 없다.
중도	41~55	일상적인 대화를 하는 데 어려움이 있다. 소음이 있는 환경에서 더욱 어려움을 느끼며, TV나 라디오를 들을 때 다른 사람보다 볼륨을 높인다.
중고도	56~70	말소리를 잘 알아듣지 못한다. 큰소리로 말하면 알아들을 수 있으나, 여러 명이 함께 대화하면 이해하기 어렵다.
고도	71~90	큰소리로 말하는 경우에도 정상적인 대화는 어렵다. 보청기 같은 보조장치가 필요하다.
심도	91 이상	큰소리도 겨우 알아들을 수 있으며, 보청기의 도움도 제한적이다.

발생기를 통한 소리치료, 셋째, 스트레스를 관리하는 심리상담이라고 돼 있다. 아직까지 난청 치료의 1번은 보청기로 돼 있는데, 난청인구가 늘어나는 고령화사회에서 대안이 필요하지 않을까 생각해본다.

한의원에 오는 난청 환자들은 가능한 한 보청기 없이 생활하고 싶어 한다. "보청기를 권유받았는데 꼭 해야 할까요?"라고 의견을 묻는 경우가 많다. 우리는 경도, 중도, 중고도난청 환자에게는 보청기를 권하지 않으며, 한의학적 치료 외에 TSC 소리재활훈련과 뇌파훈련을 대안으로 삼고 있다.

60대 후반에 고도난청 진단을 받고 양쪽 귀에 보청기를 끼고 있던 남성 환자가 있었다. 대학병원에서 인공와우 수술을 하는 게 좋겠다는 권유를 받고 고민하던 중에 왔다고 했다. 병원에서 "수술하고 재활훈련을 하면 어느 정도나 좋아지냐"고 물었더니, "그건 말할 수 없다"는 대답이 돌아왔다고 한다. 수술을 권유해놓고 결과는 장담 못하지만 결정은 환자가 알아서 하라는 것이 결론이었다면서, 그는 다른 방법이 있는지 물었다.

환자의 청력검사를 보니 좌우 모두 78dB이 넘는 고도난청이었으며, 청각장애 등급으로 진단하면 4급이었다(표 1-5 참조). 청력검사(6밴드) 그래프를 봤더니 왼쪽 귀는 500~1,000Hz 구간에서 청력역치가 100dB까지 떨어진 곳이 있었고, 오른쪽은 2,000~4,000Hz 구간에서 110dB까지 떨어진 곳이 있었다. 그는 아내가 함께 와서 의사소통은 가능했지만, 보청기를 끼고 있는 상태인데도 의료진과 대화를 하지 못했기 때문에 병원에서 인공와우를 제안했다는 것이 이해가 안 되는 건 아니었다.

그는 수천만 원의 비용을 쓰고도 치료 효과는 보장할 수 없는 수술은 하기 싫다면서 소리재활훈련을 받아보겠다고 했다. 처음 봤을 때 커다란 크기의 보청기를 끼고 있었던 환자는 약침, 추나, 화타침, 한약, 소리재활훈련으로 효과를 보고 난 뒤에는 등급이 낮은 작은 크기의 보청기로 바꾸게 되었다.

보청기 조율이든 소리재활훈련이든 청력의 회복은 넓은 구간의 주파수 중에서 어느 부분에 치료의 중점을 두는지에 따라서 효용성이 들라진다. 이 환자는 지금도 보청기를 끼고 있기는 하지만, 치료 전과 달리 혼자서도 자유롭게 대화하고 있다는 것이 확연하게 달라진 점이다. 일상생활에서의 대화와 관련이 있는 250~1,000Hz 구간이 많이 좋아졌기 때문에 소통이 수월해진 것이다.

청력손실이
치매로 이어진다

· 난청에 뒤따르는 증상, 건망증

· 뇌가 멍해질 땐 귀도 안 들린다

· 청각을 자극하면 뇌간도 활성화된다

· 한의학에서 비장은 뇌를 주관한다

난청에 뒤따르는 증상, 건망증

의학학술지 《자마(JAMA)》에 2018년 발표된 바에 따르면, 노화로 인한 청력손실은 인지 저하, 경도인지장애나 치매를 예측할 수 있는 바이오마커로 활용될 수 있다. 12개국에서 발표된 30여 개의 난청과 인지 저하 관련 논문을 메타분석한 결과로 도출한 내용이다.

난청과 관련해서 뇌 건강을 고려하지 않을 수 없다는 것은 소수만의 의견이 아니라고 생각한다. 청력손실과 인지 저하(또는 치매)의 연관성을 추적한 논문들은 많다. 그중 미국 존스홉킨스의대 국립노화연구소에서 639명을 대상으로 12년 동안 청력검사와 인지지능검사를 진행한 결과를 살펴보자. 난청이 있으면 치매 발생률은 평균 1.89배 올라가는데, 중도난청은 3배, 고도난청은 4.94배 높게 발생했다. 난청으로 인해 뇌가 소리 자극을 충분히 받지 못하면 인지 기능이 떨어지고 결과적으로 치매로 이어질 가능성도 커진다고 할 수 있다.

임상 현장에서는 실제로 난청과 치매를 연관지어 생각할 만한 사례가 많다. 난청 환자는 여러 가지 다양한 증상이 동반되는데, 그중 하나가 건망증이다. "우리 어머니가 치매기가 있는데 귀도 어두워요"라는 말은 연세가 좀 있는 환자에게서 세트처럼 따라오다시피 한다. 그래서인지 할머니, 할아버지 환자 중에는 뇌파훈련에 대한 소문을 듣고 내원하는 경우도 꽤 있다. 대화를 해보면 "머리가 아프고 정신이 하나도 맑지 못해요", "기억이 잘 안 나요" 등의 표현을 하는 환자들이 많다. 난청의 가장 흔한 동반 증상은 이명으로 인한 불면증이지만, 두통과 기억력 저하도 만만치 않다.

청력손실이 인지능력을 떨어뜨리는 것도 있지만, 거꾸로 인지능력이 청각에 영향을 주기도 한다. 대한치매학회의 설명에 의하면 청력 저하가 발생하면서 나타나는 소통력의 저하, 사회적 고립 등은 인지 저하와 치매 발생에 영향을 줄 수 있으며, 잘 듣지 못해서 뇌의 인지예비력을 사용하다 보면 치매의 증상이 더 일찍 드러날 수 있다고 한다. 또 반대로 미세혈관 질환, 알츠하이머 등의 퇴행성 질환이 인지를 담당하는 뇌의 부분은 물론 청각기관에도 직접적인 영향을 끼쳐 청력 저하와 인지 저하가 함께 진행될 수 있다고 한다.

뇌파 진단에는 인지능력을 나타낸 항목(CGD)이 들어가 있다. 인지능력이 나빠지면 무조건 치매가 되느냐 하면 그건 아니지만 밀접

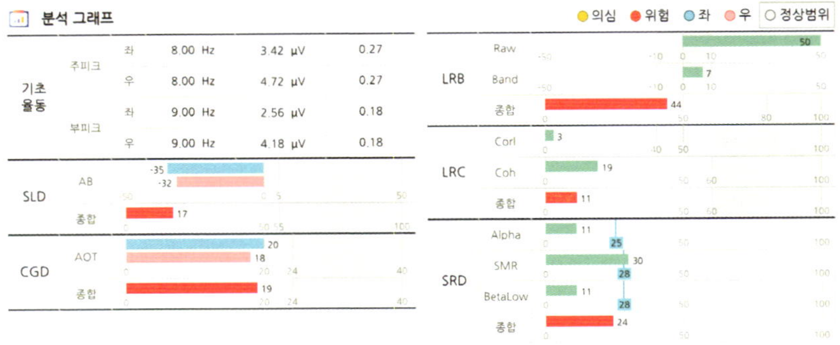

⇓ 뇌파훈련 4개월 후

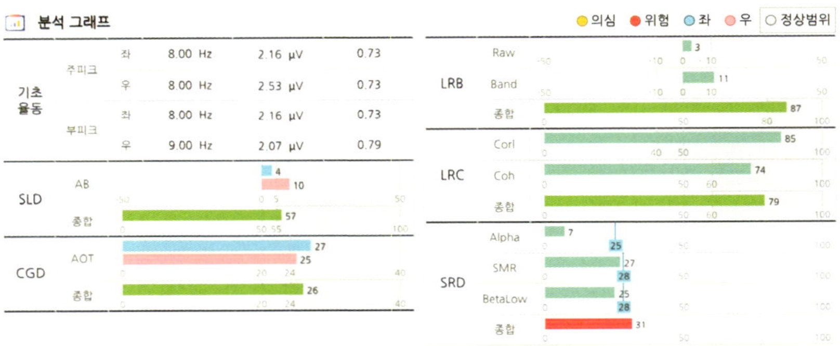

그림 1-14 **경도인지장애 환자의 뇌파검사(일부)**

한 관련성이 있는 건 사실이다. 목소리를 못 알아듣는 것, 말뜻을 못 알아듣는 것, 깜빡 잊어버리는 것 등이 난청과 치매 모두에 관련성이 있다. 특기할 점은 한의원의 임상 현장에서 보면 난청은 경도인지장애보다 고치기가 어렵다는 것이다. 치료가 쉬운 것부터 어려운 순서로 나열하면 경도인지장애, 난청, 치매의 순이다.

일상생활에서나 대화를 할 때 인지장애를 전혀 느낄 수 없었는데 뇌파검사에서 경도인지장애가 나왔던 여성 환자가 있었다. 70대였지만 학력이 높고 지적인 면이 있어서 이명이나 난청에 대해 학술적인 설명을 해도 흥미로워하고 이해를 잘 하는 환자였다. 나이가 들면서 체력이 떨어졌고 최근 기억력이 떨어지는 양상이 있었다고는 했지만, 나이가 있으니까 나타나는 일반적인 상황 정도라고 보였기 때문에 검사 결과로 나온 경도인지장애는 의외였다.

이 환자는 이명, 난청 치료도 꾸준히 받으면서 뇌파훈련을 병행했다. 보통의 연세가 있는 분들은 뇌파훈련을 지루해하거나 재미없다며 안 하려고 하는 경우가 종종 있는데, 이분은 뇌파훈련을 매우 재미있어 했다. 이명은 호전과 악화, 호전과 정체가 반복되다가 어느 시점에 확실하게 사라졌고, 그와 더불어 난청도 개선되었다. 무엇보다 그에 앞서 먼저 개선된 것은 경도인지장애였다(그림 1-14를 보면 치료 후 회색의 정상 범위로 들어왔다).

뇌파는 정신건강의 척도가 된다. 뇌파를 최적의 상태로 유지하면 각종 정신질환의 치료는 물론 저하된 신체 기능도 강화시킬 수 있다. 뇌파훈련은 청각유발 반응자극 장치를 이용해서 귀를 통해 음원자극으로서 특정 주파수의 자극을 대뇌피질로 보내는 것이다. 이로써 현재의 뇌파를 안정된 상태의 뇌파로 동화시킨다. 고활성화된 것은 안정시키고 비활성화된 것은 활성화시켜 두뇌의 균형을 이루는 것이 목적이다.

이명을 악화시키는 불안, 우울, 두근거림, 스트레스, 불면증, 만성 피로 등은 뇌파훈련으로 치료하는 것이 임상에서도 좋은 성과를 보이는 사례가 많다. 특히 명상뇌파라고 부르는 알파파를 안정화시키는 것이 가장 중요하다.

뇌가 멍해질 땐
귀도 안 들린다

현대인은 여러 가지 소음에 노출돼 있다. 바깥에서는 자동차, 지하철, 공사장 소리 등에 노출되고, 집안에서는 세탁기, 냉장고 같은 가전제품이 내는 소리, 텔레비전, 컴퓨터, 휴대폰에서 흘러나오는 소리에 노출된다. 심지어 한 가족이 식당에 모여 있는데 각자 서로 다른 유튜브 채널을 보느라 소리가 섞이기도 한다.

그러나 우리는 생활 속 배경음에 대해 선별해서 듣는 능력이 있다. 시끄러운 까페에서 떠들썩한 음악에 많은 사람들이 대화하는 와중에도, 귀를 기울이면 듣고 싶은 말소리를 구분해서 들을 수 있다. 다르게 말하면, 우리의 청각은 듣고 싶지 않은 것을 건너뛰고 중요한 대화 외에 잡음을 걸러낼 수 있는 것이다.

귀에서 들리는 건 결국 최종 판단을 대뇌에서 한다. 청각뇌가 망가지는 요소는 내이가 망가지는 요소와는 다르다. 청각뇌는 정신적인 문제로도 망가질 수 있다. 뇌 기능이 약해져 판단력이 떨어지면 듣기(hear)는 하되 말귀를 못 알아듣는다(understand). 영어로 understand는 know와 개념이 다르다. 단순히 사실이나 정보를 인지하는 것뿐만 아니라 상황을 이해하고 왜 그런지 원인을 이해하는 understand가 돼야 알아듣는 것이다. 뇌가 건강하지 않으면 귀에 좋은 말이 들려도 청각뇌에서 막혀버린다.

노화로 인해 뇌가 멍해질 때도 청력은 영향을 받는다. 나이가 들면 육신은 살아 있는데 정신력이 흐려질 때가 있다. 잘 안 보이고 잘 안 들린다. 멍해지면서 인지력이 떨어진다. 잘 안 들리는 현상은 뇌에 찌꺼기가 많아진 결과다. 뇌파검사를 해보면 이명 환자 치고 뇌가 멀쩡한 사람이 없다. 호떡집에 불난 것처럼 뇌파가 온통 엉켜 있는 사람들이 많다. 이런 사람은 맥진검사에서 맥파를 봐도 역시 마찬가지다.

치료 내용에 뇌파훈련을 포함시키면 알파파가 안정되면서 뇌가 맑아지고 듣는 것도 잘 들리게 된다. 내이 유모세포와 청각피질은 각자 담당하는 주파수가 있어서 세트로 움직이는데, 뇌에서 받아들이는 센서가 성능이 좋아지면 '듣는다'를 잘 수행할 수 있다.

인지장애 때문에 내원했던 78세의 여성 환자가 있다. 10년 전부터 정신이 멍하고(브레인 포그) 내 정신이 내 정신이 아닌 것 같아서 이 병원 저 병원 다니기 시작했다고 한다. 스스로 생각하기에도 어느 때는 걸음걸이가 이상했고 어느 때는 소변이 새고 잠도 못 잤기 때문에 불안했단다. 결국 자식들한테 "아무래도 나 요양병원에 가야겠다. 누군가는 옆에 있어야겠어"라고 말하고 갈 곳을 알아보던 와중에, 보건소에서 '서울시 치매건강사업'을 추천받고 내원했던 분이다.

이 환자를 지금부터 편의상 '박 할머니'라고 부르겠다. 할머니는 약을 먹고 있는 게 많았는데, 항우울제, 고지혈증 약, 뇌졸중 약 등이었다. 15년 전에 충격적인 사건을 겪어 지속적인 스트레스도 받고 있었다. 남편이 쓰러지고 파킨슨병을 앓게 된 것이었다. 혼자서 남편 간병을 하면서 자식도 돌봐야 할 상황이 벌어지자, 그때부터 귀가 안 들리기 시작했다. 돌발성 난청이었던 것이다. 급한 대로 보청기를 맞춰서 이제까지 착용하고 있다고 하는데, 그때 난청을 계기로 몸을 돌봤어야 하는데 사느라고 무시했던 것이 문제였지 않았을까 싶다.

가족력을 봤더니 이분의 아버지는 뇌졸중, 어머니는 치매를 앓았다. 게다가 간병하며 남편의 모습을 봤으니, 자신의 상태에 대해 걱정이 됐을 것이다. '나도 그러면 어쩌지' 하는 생각에 항상 불안하고 두근거리고 한숨 쉬었다고 한다. 또 할머니는 목디스크로 뒷목이 항상 아팠고, 협착증으로 관절통증도 있었다.

그 다음으로 눈에 띄는 증상은 야간뇨였다. 낮에도 화장실을 자주 가지만, 밤에 자다가 두 번 세 번 소변 때문에 깬다고 한다. 당연히 수면 상태가 좋을 리가 없는데 잠을 자더라도 꿈을 꾸느라 푹 자지 못했다. 할머니는 코를 골아서 수면무호흡증 수술을 한 적도 있다고 했다. 목젖이 있는 쪽의 연구개가 늘어진 것을 잘라내는 수술이었는데, 처음엔 잠깐 좋아지는 것 같더니 말짱 도루묵이었다고 한다. 또 소화도 잘 안 돼서 늘 배가 아프고 메슥거리고 더부룩한데, 진짜 문제는 대변이 컨트롤되지 않아서 가끔 지린다는 것이었다. 이것들은 모두 '뇌'라는 컨트롤 센터가 부실해서 생기는 문제들이다.

박 할머니는 난청의 불편함은 뒤로 하고 인지장애가 불편해서 왔던 분이었다. 결론부터 말하자면 격일로 내원하여 침, 한약(첩약 15일, 과립 60일), 뇌파훈련 등으로 꾸준히 치료한 결과 인지장애가 좋아지면서 결과적으로 청력도 나아졌다. 감각 기관보다는 그 감각 정보들을 통합하는 뇌라는 컨트롤 센터가 그만큼 중요한 치료 영역이라는 것을 알 수 있는 사례였다. 뇌의 상태가 호전되지 않으면 청력은 근원적으로 좋아질 수 없다는 얘기다. 여러 임상 사례들을 통합해서 살펴봤을 때, 우리 몸은 경도인지장애, 난청, 치매의 순으로 악화된다는 가설을 세워볼 수 있다.

특이사항은 매일 먹고 있는 약을 끊게 할 수 있는가 하는 점이 쉽지 않았다는 것이다. 우리의 몸은 가변적이라서 치매인 환자도 늘 정신이 안 좋은 것은 아니다. 오늘은 사람을 못 알아보고 "누구세요?" 하지만 내일은 사람을 알아볼 수도 있다. 정신 상태가 맑았다가 안 맑았다가 하는 환자에게 '안 좋다 치고' 매일 일정량의 약을 꾸준히 먹게 하는 것은 문제가 있다고 생각한다. 혈류의 경우도 식사 내용이나 운동량에 따라서 어제는 혈류가 안 좋았다가 오늘은 괜찮을 수도 있다. 그러니 정신이 맑아졌을 때는 약을 끊을 수 있게 조치가 가능해야 하지 않을까 생각한다.

인지장애의 치료는 쉬운 일도 아니며 짧은 기간에 이루어질 수 있는 일도 아니다. 그러나 1년 후에 만난 박 할머니는 온전하고도 맑은 정신이었다. 고맙다면서 치료가 필요한 친구까지 동행한 채였다. 이렇게 좋아졌는데도 자식도 친구도 한의학의 치료 효과를 믿지 않는다면서 답답해하고 계셨다.

청각을 자극하면
뇌간도 활성화된다

2012년 보건복지부 발표에 따르면, 우리나라 65세 이상 인구 중 치매 환자는 9.18%로 54만 명이며, 치매 위험이 높은 경도인지장애는 4명 중 1명 꼴이라고 한다. 치매 유병률 조사를 보면 알츠하이머 71.3%, 혈관성 치매 16.9%, 기타가 11.8%를 차지한다. 70가지 이상의 다양한 원인에 의해 최종적으로 '치매'라는 상태가 초래되는 것이라고 한다. 심한 우울증으로 인해 기억력 저하와 주의력 감소로 이어지는 가성 치매, 원인 질환을 치료하면 증상이 회복되는 가역성 치매, 뇌손상에 의한 치매 등이 모두 포함된다.

알츠하이머는 베타아밀로이드, 타우 단백질 등이 축적되어 신경 세포 손상을 유발하는 것이 원인이라고 알려져 있다. 혈관성 치매는 뇌혈관 손상이 누적되어 나타난다. 인지 기능 저하, 언어능력 저하,

운동 장애, 감각 장애 등은 모든 치매에 일반적으로 따라오는 증상 들이다. 대한신경과학회는 고혈압, 당뇨병, 고콜레스테롤, 흡연, 과 음, 심장병, 비만, 운동 부족, 우울증 등은 치매를 예방하기 위해서 꼭 치료해야 한다고 권장하고 있다. 그런데 이 목록에 난청, 이명도 포함돼야 한다고 보는 것이 우리의 견해다.

청각 경로에는 뇌의 활동이 포함된다. 내이 림프액의 진동이 바꾼 전기신호는 최종적으로 대뇌 청각피질에 도달한다. 여기에서 소리 를 분석하고 이해하는 작업이 이루어진다. 그런데 소리가 와우신경 을 통해 대뇌로 전달될 때 전기신호는 뇌간(brainstem)을 지나간다. 내이에서 바로 대뇌로 가는 것이 아니라 '생존'을 담당하는 뇌간을 거쳐서 간다는 것은 주목할 만한 일이다.

뇌간은 뇌와 척수를 연결하는 부분으로 중간뇌, 다리뇌, 숨뇌로 구성돼 있다(그림 1-15 참조). 자율신경계, 체온, 혈압, 호흡, 의식 상태 등을 조절하는 생명활동의 필수 역할을 하는 구간이 뇌간이다. 뇌 간의 기능이 정지되면 환자는 자발적인 호흡을 할 수 없으며 뇌사로 판정받는다. 좋아하는 음악을 들으면 이 뇌간도 역시 활발하게 움직 인다.

'듣는다'는 것이 뇌가 관여하는 복잡한 과정이라는 것은 청각에 관 여하는 뇌신경이 전정와우신경 한 가지만이 아니란 점을 봐도 알 수 있다. 미주신경, 설인신경, 안면신경, 삼차신경 등이 청각에 모두 관 여한다. 뇌신경 12쌍을 다 살펴보지는 못해도 5쌍을 여기서 살펴보

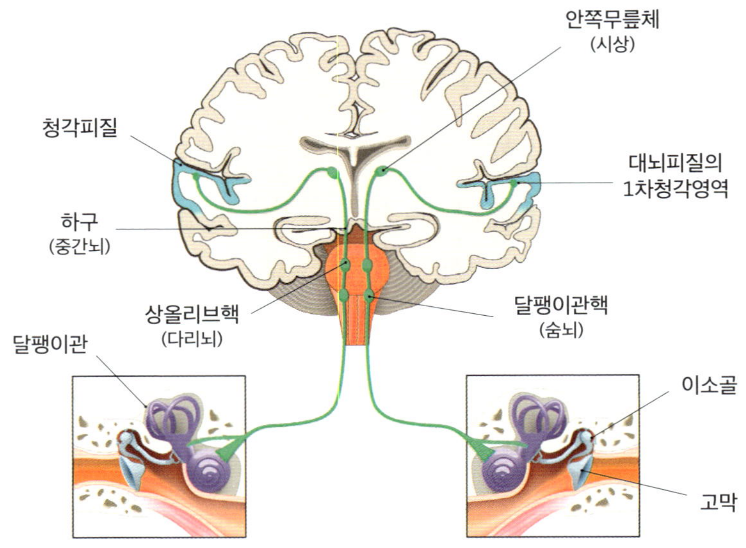

그림 1-15 **청각 경로**

도록 하자.

첫째, 청신경은 내이 반고리관과 전정기관에서 나온 전정신경(vestibular nerve)과 달팽이관에서 나온 와우신경(cochlear nerve)이 모여 다발을 형성한 신경이다. 전정와우신경이라고도 하는데, 12쌍의 뇌신경 중 8번(CN 8)에 해당한다. 전정신경은 내이의 전정신경절(vestibular ganglion)에서 모이고 와우신경과 함께 안면신경과 혈관이 지나가는 측두골 통로인 내이도(internal auditory canal)를 지나간다(그림 1-15).

둘째, 미주신경(vagus nerve)은 자율신경계에서 가장 긴 부교감신경으로 뇌신경 중 10번에 해당한다. 심장, 폐, 위장관, 부신 등 여러 내장기관에 연결되며 감각섬유와 운동섬유를 모두 가지고 있다. 귀에서는 미주신경의 귓바퀴가지(이개분지)가 고막 부분의 감각을 지배해 통증, 온도, 촉각 등을 감지한다. 또한 이관(유스타키오관)의 운동을 담당하는 이관인두근(salpingopharyngeus)을 지배하여 청력에 영향을 미친다.

셋째, 9번 뇌신경인 설인신경(glossopharyngeal nerve, 혀인두신경)의 분지는 중이와 이관의 감각에 관여한다.

넷째, 7번 뇌신경인 안면신경(facial nerve)과 그 일부인 고삭신경(chorda tympani)은 내이와 중이의 고막 바로 밑을 통과한다(그림 1-16 참조). 등자뼈에 붙어 있는 등자근(stapedius muscle)은 안면신경의 지배를 받아 소리의 전달을 조절하고, 일부 가지는 귀 뒤쪽의 감각을 지배한다. 중이염이 심해졌을 때 감염이나 부종, 부골화(중이 공간의 뼈가 굳음)에 의해 안면마비가 일어나는 이유가 여기에 있다. 안면마비가 발생했을 때 청각이나 미각 장애가 동반되는 이유도 여기서 찾을 수 있다.

다섯째, 5번 뇌신경인 삼차신경(trigeminal nerve)은 감각신경과 운동신경을 함께 가지고 있다. 귀 주변의 감각을 지배할 뿐 아니라, 고막장근(tensor tympani muscle)을 지배해 등자근과 함께 소리 전달을 조절한다(그림 1-16 참조). 또한 구개범장근(tensor veli palatini)과 구개거근(levator veli palatini)을 지배하여 이관인두근과 함께 이관의 움직

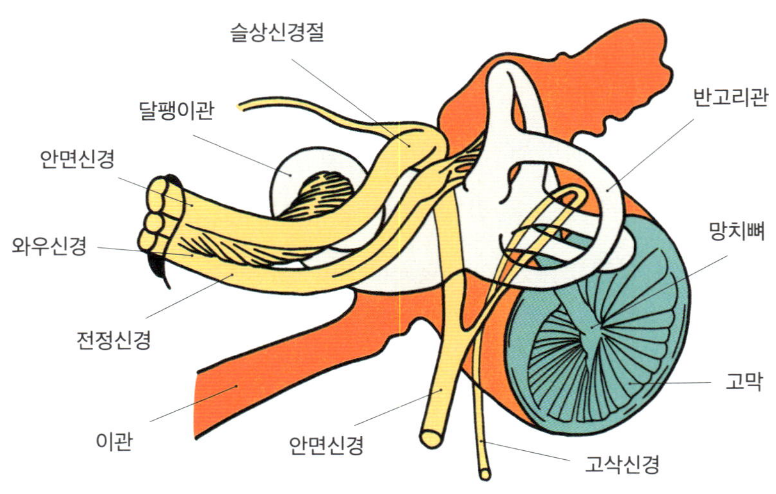

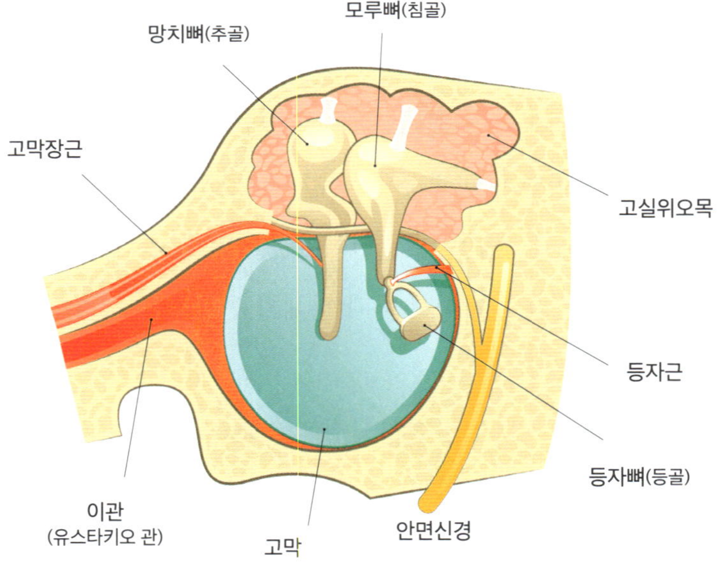

그림 1-16 **청각에 관여하는 신경과 근육**

임을 조절한다. 턱관절이나 두개골의 불균형은 삼차신경의 문제를 일으킬 수 있는데, 이로 인해 삼차신경통뿐만 아니라 난청이나 이명 발생에도 영향을 미칠 수 있다. 한의학적 치료에 추나를 포함시키는 이유가 여기에도 있다.

이와 같이 많은 뇌신경이 청각에 관여하는 와중에 신경세포의 손상이 쌓이면 난청이 생길 수 있다. 그런데 청각 손실어서 회복되지 못한 채 난청이 방치됐을 경우, 뇌는 충분한 소리 자극을 받지 못하면서 인지 기능은 점점 떨어지고 치매로 이어질 가능성이 높아질 수밖에 없다.

한의학에서 비장은
뇌를 주관한다

앞서 나온 박 할머니는 보건소에서 인지기능검사를 받고 왔는데, CIST 검사, MoCA(모카) 검사 등이었다. 나이와 학력에 따라 달라지지만 할머니의 경우엔 두 가지 모두 23점 이상이면 정상 판정이었다. 처음엔 CIST(인지선별검사)에서 21점, MoCA(한국판 몬트리올 인지평가)에서 20점을 받았다. 19점은 인지기능장애, 즉 치매로 판정받지만 할머니는 1점 차이로 경도인지장애 판정을 받았다. 여기서 1점은 별 게 아닌 것 같지만 실제로는 하늘과 땅만큼의 어마어마한 차이가 있다.

인지기능검사는 문제를 풀기도 하고 그림을 그리기도 하고 동작검사를 해서 제대로 따라오는지 보기도 하는 것이다. 그러다가 단어를 5개 정도 제시한 다음에 또 문제를 푼다. 그렇게 문제를 풀다가 몇 분 지난 후에 갑자기 아까 제시했던 단어 5개가 무엇이었는지 테스트한다. 기억력, 주의력, 어휘력, 추상력, 문장력 등을 검사하면서 문제를 잘 풀던 분에게 "여기가 어디예요?" 하고 물어보면 갑자기 생각이 안 나서 대답을 못하기도 한다.

인지력이 떨어진 75세 이상 환자에게 이런 검사에서 1점을 올린다는 건 굉장히 어려운 일이다. 여기서 1점, 2점을 더 얻는다는 것은 지각 변동이라고 표현해도 될 일이다. 실제로 그 1, 2점이 올라가면 정상인처럼 생활이 바뀐다. 괜히 경계선이 거기에 있는 게 아니다.

뇌파훈련에는 두더지 게임과 비슷한 기억력 훈련이 있다. 두더지가 구멍에서 튀어나왔다 들어가는 걸 기억했다가 맞추는 것인데, 5개를 연달아 맞추면 '정상' 판정이다. 처음에 박 할머니는 3개를 맞췄는데 치료를 시작하고 시간이 흐르자 4개를 맞추더니 2개월 후에는 가끔 5개를 맞출 수 있게 되었다. 인지력 이상이 없는 사람도 5개 이상 맞추는 게 쉽지는 않은 것이라 엄청난 발전이다.

한의원에서 따로 하는 인지기능검사로 혈쇠척도(血衰尺度) 검사라는 것이 있다(표 1-7 참조). 9개 질문에 답하는 문진표인데, 생활 속 장애가 몇 개나 되고 어느 정도 강도로 있는지 묻는 것이기 때문에 이 점수는 낮을수록 좋은 것이다. 박 할머니는 처음에 7점이었던 것이 치료 후 4점으로 낮아졌다.

박 할머니는 2개월 후 인지기능검사를 다시 했을 때 CIST는 2점이 올라 23점, MoCA 검사는 6점이 올라 26점이 나왔다. 그 무엇보다

[표 1-7] 혈쇠척도 검사

혈쇠척도 (/18점)			
	없음 (0점)	가끔 있음 (1점)	자주 있음 (2점)
정서나 상황에 맞지 않게 눈물이 나온다.			
걸쭉한 콧물이 많이 나오거나 냄새를 잘 못 맡는다.			
귀에서는 매미 우는 소리가 나거나 잘 듣지 못한다.			
음식을 먹었을 때 입이 마르거나 맛을 모른다.			
잘 때에 침을 흘린다.			
소변이 자기도 모르게 나오거나 보기가 힘들거나 자주 본다.			
대변이 몹시 굳거나 혹은 설사하기도 한다.			
낮에 졸음이 많아 누울려고만 한다.			
밤에 누워도 정신이 또릿또릿하면서 잠이 들지 않는다.			

환자의 만족도가 아주 좋았다. "제가 코를 안 골아요. 아침에 일어나면 30분은 체조를 해야 허리가 겨우 펴지고 그랬는데 이제 관절도 부드러워요. 그리고 제일 신통한 건 사람들이 저보고 똑바로 걷는대요." 그전에는 사람들이 왜 그렇게 휘청휘청 걷냐고 했었는데 주변인들의 피드백이 달라졌다는 것이다. 환자는 요실금, 변실금, 코골이, 수면무호흡에서 벗어나게 됐다. 이 모든 것은 중추 컨트롤 타워가 제대로 작동하면서 개선된 것들이다.

뇌파검사에서 자기조절(SRD) 점수가 20점에서 59점으로 상승한 것만 봐도 환자의 회복도를 알 수 있었다. 경계선인 50을 넘어 어마어마하게 올라온 것이다. 자기조절능력은 일할 때 일하고 집중할 때 집중하고 쉴 때 쉬고 말할 때 말하고 잘 때 자는 것을 뇌가 스스로 잘 작동시키고 있다는 것을 뜻한다. 예를 들어 자율신경의 영역 중에서 호흡을 주관하고 컨트롤하는 뇌가 긴장돼 있으면 잘 때도 릴렉스가 되지 않아서 코를 골고 잔다. "피곤하면 코를 골아요"라는 사람은 그만큼 뇌가 긴장돼 있다는 뜻이다.

여기서 주목할 점은 대소변이 새는 것 없이 자유자재로 조절할 수 있게 된 것인데, 이것은 근육(괄약근 등)의 문제보다 신경의 문제로 해석해야 한다. 여기서 중요한 건 침 치료의 효능이다. 세포 단위에서 에너지(ATP)를 만들어내는 대사를 원활히 하려면 신경이 작동해야 한다. 그래야 호르몬도 가동하고 내장 기관도 잘 가동할 수 있다. 뇌에서 '지금은 소변을 참아야 해'라고 명령하는 것이 잘 수행되려면 신경의 작동이 제대로 이루어져야 한다. 침은 신경 자극이라는 점을 이해하지 못하면, 똑같이 한의학을 배운 한의사라고 해도 '효과는 그때뿐인' 침술을 구사하게 된다.

박 할머니의 경우 지산맥동이론에 따라 한의학적 진단을 했을 때 병의 발현은 비장(脾臟)에 있었다. 손목의 요골동맥을 짚었을 때 1분 동안 뛰는 맥동이 73(오른쪽), 71(왼쪽)이었고, 지산맥동도표를 판독하면 비장에 병이 있다는 결론에 이른다(지산맥동이론의 자세한 설명은 앞으로 나올 책『맥동, 숨겨진 병의 뿌리를 찾다』에서 설명할 예정).

또 방광경을 따라 병이 들었다는 해석도 나오는데, 이것은 몸의 후면을 따라 병이 들었다는 뜻이다. 눈, 머리 꼭대기, 머리 뒤쪽, 목, 등, 허리, 골반, 오금 쪽으로 이어지는 것이 방광경으로, 박 할머니가 호소하던 이런저런 증상들과 겹친다. 중병일수록 환자는 여기도 아프고 저기도 아프고 요기도 아프다고 토로하기 마련인데, 이때 어디서부터 병이 시작되었는지 알아내는 탁월한 방법이 바로 지산맥동이론이다.

한의학 의서에서 비장의 설명을 보면, 비(脾)는 운화(運化) 기능이 있어서 음식물을 소화하고 생명 활동의 기본 물질인 기, 혈, 진액, 정을 만들어 운반한다. 또 비주사말(脾主四末)이라고 해서 비장은 사지말단, 즉 팔다리를 주관한다. 사려지관(思慮之官)이라는 표현도 있는데, 생각과 고뇌 등 정신 활동을 주관한다는 의미다. 실제로 맥진 검사를 했을 때 머리, 얼굴, 뇌의 활동, 경추 쪽에 문제가 있을 때 비장맥의 모양에서 그것을 읽어낼 수 있다. 마음이 시달려 괴로움, 의지 상실 등이 관찰되기도 한다.

지산맥동이론에서 비장은 기 순환체계(폐·방광·신장·삼초)와 혈 순환체계(심장·담·간·대장)를 연결하는 조절센터다. 비장과 상통(相通)하는 장부들이 건강해야 호흡도 제대로 이뤄지고 에너지 대사도 제대로 이뤄질 수 있다. 한마디로 한의학에서 비장은 뇌와 신경이다. 뇌간에서 시작해 내장 기관에 뻗어 있는 미주신경을 비롯해 자율신경이 몸 전체 말단까지 퍼져 있는 시스템을 상상해보견 이해할 수 있다. 박 할머니가 소화가 안 됐던 것도 걸음걸이가 이상했던 것도 관절이 뻣뻣했던 것도 대소변 통제가 안 됐던 것도 모두 비장이 원인이었다는 것이 설명이 된다.

Chapter 7

귓병인데 약침, 한약, 추나를 왜 하죠?

인체를 다르게 봐야
치료할 수 있다

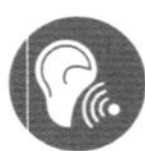

　난청 환자들이 치료 전에 이렇게 묻는 경우가 있다. "선생님, 제가 귀가 어두운 건데 한약은 왜 먹어요?" 당연한 걸 왜 묻냐 싶은 사람도 있겠지만 환자도 알고 있어야 치료에 도움이 될 것이니 좋은 질문이다. 난청은 결과로 보면 하나이지만 원인으로 보면 여러 가지 인자들이 모인 것이다. 마치 한강에 엄청난 양의 물이 모여 있지만 여러 루트로 물이 들어오는 것과 같다. 그 각각의 루트 중에서 구정물을 제일 많이 흘리고 있는 곳이 어딘지 찾아서 그곳을 정수 처리하면 한강 물이 맑아질 것이다. 한의학적 치료는 그런 원리로 바라보는 것이다.

　현대의학에서 난청은 소음성 난청, 노인성 난청, 돌발성 난청으로 나눈다. 그런데 치료를 하는 데 있어서는 소음성 난청이면 이렇게 치료하고, 노인성 난청이면 그렇게 치료한다는 것은 없다. 돌발성 난청에 대해서는 스테로이드 고막주사, 고압산소치료 같은 것이 있지만, 일시적으로 차도가 있을 뿐 시간이 지나면 병증이 다시 되돌아가거나 더 깊어지고 만다. 고막주사나 고압산소치료 모두 몇 회 이상은 실시하지 않는다는 원칙이 있는 걸 보면 응급성 처치일 뿐이라는 걸 알 수 있다.

한의사 입장에서는 현재 이 사람의 난청에 영향을 끼치는 다른 인자가 있는지를 알아야 한다. 유모세포가 힘들어하는 것이 혈류의 문제인지, 장부의 문제인지, 구조적 문제인지 병인을 찾아 제거하고 몸이 스스로 살아날 수 있는 환경을 만들어주는 것이 치료다. 사고, 질병, 정신적·심리적인 인자 등을 분석하는 것이 중요하고, 그중에서 해결할 수 있는 부분을 찾아 조치를 취하는 것이 치료자 입장에서 할 수 있는 최선이다.

따라서 난청이나 이명은 하나의 기술로는 정복할 수가 없다. 깊은 병일수록 치료 방법은 입체적인 접근이어야 한다. 난청에 대한 한의학적 치료는 침 치료와 한약을 바탕으로 한다. 청간(淸肝), 거풍(祛風), 거습(祛濕), 보윤(補潤), 청심강화(淸心降火), 보기(補氣)와 보양(補陽), 보혈(補血)과 보음(補陰), 거담(祛痰), 온담(溫膽), 청뇌(淸腦), 해주(술독 제거), 기울(氣鬱) 해소, 비위 기능 안정 등을 목적으로 처방을 구성한다. 침의 효과를 훨씬 효과적으로 올리기 위해서는 약침, 화타침, 두개천골약침, 도침 등을 사용하며, 경추 교정과 턱관절 교정을 겸할 때가 많다. 여기에 덧붙여 소리재활훈련과 뇌파훈련까지 시도하면 치료 효과는 월등해진다.

난청의 한의학적 치료에서도 소음성 난청은 이렇게, 노인성 난청은 저렇게 치료한다는 식의 방법은 없다. 이것은 편의상의 통계적 분류일 뿐이다. 한의학에서 난청의 치료율이 높은 것은 몸의 기능적 문제로 접근하기 때문이다. 따라서 치료 역시 현대의학의 관점들과는 다른 시선을 따른다. 난청이라고 해서 귀만 들여다보지 않으며, 인체는 유기적인 시스템이며 가변적이라는 점을 충분히 감안한다. 2부에서는 한의학적으로 난청을 어떻게 분류하고 치료하는지 살펴볼 텐데, 그전에 난청의 원인을 찾아가는 여정에서 꼭 알아야 할 개념들을 먼저 살펴보려고 한다.

현대 한의학에서 인체의 건강을 살피려면 가장 기본적으로 8가지 개념이 중요하다. 두 개씩 묶어서 분류하면 음양(陰陽), 기혈(氣血), 허실(虛實), 표리(表裏)의 4가지다. 실험도구가 존재하지 않았던 시절인 그 옛날에 관찰만으로도 인체를 예리하게 분석해냈던 결과가 이런 관점들이다. 게다가 우리 몸의 얼굴에는 마침 이목구비라는 4개의 기관이 있다. 사상체질의 사상(四象)도 우주의 변화 원리를 설명하는 4가지 형상으로 되어 있다. 존재물은 4가지 구조가 있어야 기본이 완성된다. 다만 운행 체계가 달라서 이목구비를 조절하는 센터인 뇌가 있어야 하고 그것을 움직이는 체계는 오행(五行)이라고 보는 것이 동양사상인 것이다.

그러면 음양은 무엇일까? 극대화된 어떤 현상이 상반돼서 나타나는 것을 음양이라고 한다. 하나는 상승하고 하나는 하강하는 것이 대표적인 음양의 대비다. 이걸 사람에 적용하면, 움직임이 많은 활발한 사람에게 "저 사람은 양적이야"라고 표현한다. 반대로 가만히 있고 정적인 사람에게는 "음적인 사람이야"라고 말한다. 인체를 머리와 몸으로 나누었을 때 이것을 상하(上下)로 보는데, 음양의 밸런스가 맞지 않고 상하의 어느 방향으로 병의 원인이 되는 요소가 뻗쳤을 때 이것을 '음양병'이라고 한다. 갱년기가 오면 얼굴이 잘 빨개지고 흥분을 잘 한다. 이것은 밸런스가 깨져 하에서 상으로 뻗어가서 생겨난 음양병이다.

맥진검사를 했을 때 맥파의 형상이 위로 솟는 부맥(浮脈)은 양이며, 가라앉는 침맥(沈脈)은 음이다(그림 1-6 참조). 머리와 몸의 상하를 조절하는 축을 '중초'라고 하는데, 몸통에서도 상하를 조절하는 연결센터인 장부들을 중초로 본다(12페이지, 182페이지 참조).

옛날 사람들은 상하를 연결하는 중심센터를 뇌라고 하는 대신에 비장이라고 불렀다. 현대인들은 머리 중심형으로 상(上)이 성(盛)하고 하(下)가 허(虛)한 상태가 많다. 아이들에게 신체활동은 제쳐두고 공부만 시키는 현대에는 머리에 모든 에너지가 쏠려버려, 머리만 성하고 하체는 약해져서 컨트롤이 안 된다. 정신은 자주 흥분하고 분노 조절이 안 되고 저녁에는 잠도 안 잔다.

1970년대, 80년대에는 시골 논두렁이나 도심의 길거리에서 매일 같은 장소에 나와 무언가 중얼중얼거리는 젊은 청년을 가끔 볼 수 있었다. 동네 사람들은 "저 사람이 원래 서울대생인데 사법고시 공부하다가 저렇게 됐어"라는 말을 하기도 했다. 그 모습은 상하 밸런스가 깨진 정신질환의 전형적인 모습이다. 그런데 요즘은 서울대생뿐 아니라 서울 지역 대학생, 지방대 학생들까지 보편적으로 상하 컨트롤이 잘 안 되는 경우가 상당하다. 양이 지나치게 성하고 음이 부족하기 때문에 편안하지가 않은 것이다.

초등학생들은 ADHD 같은 무슨 무슨 증후군에 해당하는 아이들이 한 반에 한 명씩은 꼭 있다. 한 반에 두 명 이상이 아니라면 그저 감사할 따름이다. 그중에는 공격적 성향이 있는 증후군도 있어서 선생님에게 책상을 던지는 아이도 있다고 한다. 그러니까 어쩔 수 없이 무기력증이라는 부작용을 감수하면서 정신과 약을 먹이는 경우가 있는 것이다.

인간은 동물이라서 움직임이 있어야 건강하다. 몸이 제대로 기능해야 머리도 균형 있게 발달할 수 있다. 공부만 하라고 책상 앞에 앉혀서 묶어두면, 제대로 순환이 되지 않아서 생기는 병이 바로 음양병이다. 난청이나 이명도 같은 맥락으로 머리병인 경우가 많은데, 이비인후과에 가서 귀만 보고 있으니 낫지를 않는 것이다.

귀는 청각세포만의 문제가 아니다

　한의학적으로 인체를 바라보는 두 번째 시선은 기혈에 의한 분류 체계다. 음양병은 상하의 밸런스가 깨진 것이라면 기혈 문제는 좌우의 밸런스가 깨진 것이다. 좌뇌와 우뇌는 다른 기능을 하면서도 서로 커뮤니케이션이 잘 이루어져야 한다. 뇌파검사를 하면 좌우뇌 균형이나 좌우뇌 연결 점수에서 정상 범위를 벗어나 있는 사람들이 있다. 이런 사람들은 기혈병을 의심해볼 수 있다. 그래서 난청이 오른쪽 귀에만 왔거나 왼쪽 귀에만 왔다는 것은 유의미한 정보인 것이다 (혈허음허, 기허양허로 구별할 수 있다).

　좌우가 서로 조화롭지 않고 한쪽만 우세해서 그쪽이 지배하는 상황이라면 한쪽만 발달하다가 몸이 혹사당하고 망가지게 된다. 사실 스스로 잘 의식하지 못하지만 눈이 짝짝인 사람이 많은데, 귀도 마

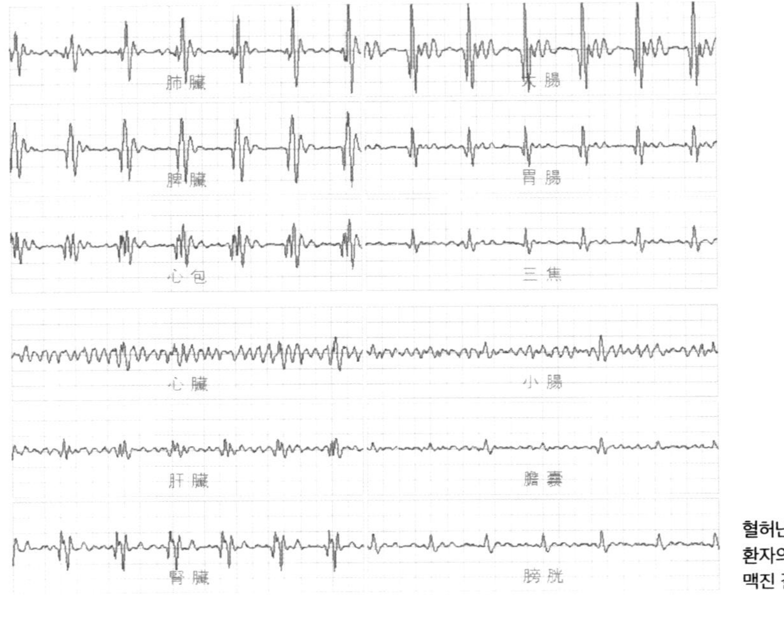

혈허난청
환자의 치료 전
맥진 결과

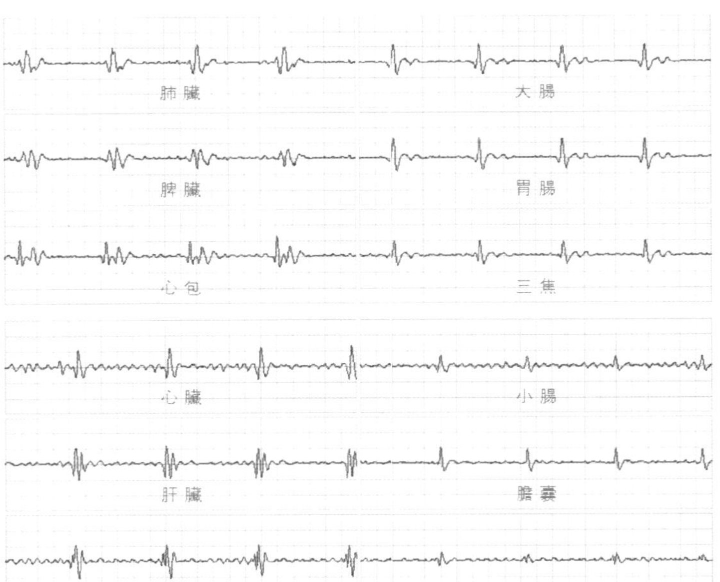

혈허난청
환자의 치료 후
맥진 결과

그림 1-17　혈 순환장애 환자의 맥진(치료 전후)

찬가지여서 한쪽만 집중하고 있을 수도 있다. 나이가 들면 에너지를 많이 쓴 쪽에 한계가 오기 때문에 보충을 해줘야 한다. 그렇지 못할 때 좌우 균형이 틀어져서 기혈병이 온다. 만약에 이명이 왼쪽에서만 들린다면 난청도 왼쪽에서 올 것인데, 시간이 더 흐르면 결국 오른쪽에도 문제가 발생할 확률이 높다. 이런 몸속 상황들은 맥진을 통해서 알 수가 있다.

[그림 1-17]은 혈 순환장애로 인한 난청 환자의 맥진검사 결과지다. 12개 장부가 배열돼 있는데, 왼쪽 6개가 오장(심장은 심장맥과 심포맥 2개를 본다)이며, 오른쪽 6개가 육부다. 또 위쪽 6개는 오른쪽 요골동맥을 통해 맥파를 얻은 것으로 기(氣)장부이며, 아래쪽 6개는 왼쪽 요골동맥을 통해 맥파를 얻은 혈(血)장부다. 만약에 오른쪽 귀의 난청이라면 1차적으로 기장부인 폐·비장·심포 쪽게 문제가 생긴 건지 살펴야 한다. 왼쪽 귀의 난청이라면 1차적으로 혈장부인 심장·간장·신장의 문제로 본다.

다만 병이 깊어지고 만성화되면 이곳저곳이 한꺼번에 아프기 때문에, 병인을 밝히는 게 간단치만은 않다. 그래서 음양, 기혈은 물론이고 다음에 살펴볼 허실, 표리까지 살펴보고, 장부 변증이나 상통하는 장부 관계 등을 모두 고려해서 진단하고 처방을 내는 것이다.

50대 여성인 미경(가명) 씨는 3개월 전 우측에 돌발성 난청이 와서 병원에서 치료를 받았는데 약이나 주사 치료로 청력에 전혀 반응이 없었다고 한다. 귀가 먹먹하고 이명도 심한 상태였는데, 코골이, 수면무호흡, 후비루도 심한 데다가 머리는 울렁거리고 심한 뒷목 통증까지 있었다. 우측의 반신이 다 불편했던 것이다. 그 외에 좌측 턱 통증으로 치료받은 적이 있고, 신경과에서 자율신경이 무너졌다는 진단을 받고 혈관확장제와 근육이완제를 복용하고 근육이완주사를 맞고 있다고 했다.

미경 씨는 경추 추나를 하고 코를 고쳐야 귀의 먹먹함이 치료되는 경우였다. 이렇게 구조적인 문제를 들여다봐야 치료에 탄력을 받는 경우가 많이 있다. 맥진 상담을 하고 약침, 추나, 화타침, 도침 등으로 치료하자 1개월 후 먹먹함이나 불면이 개선되면서 차츰 이명이 사라졌고 정상 청력으로 회복되었다(호전율 69%).

비강점막의 염증을 개선하는 데 침 치료를 하면 코골이, 수면무호흡, 후비루가 눈에 띄게 좋아진다. 그중 도침과 약침은 딱딱해진 연부조직이 다시 부드러워지는 데 큰 역할을 한다. 난청이 오래된 환자는 예풍혈(귀 뒤 유양돌기와 귓불 사이에 움푹 들어간 혈자리. 그림 2-13 참조)과 경추 주변의 연부조직이 경화(硬化)돼 있다는 특징이 있다. 이럴 때 도침과 약침이 내이를 둘러싼 혈관과 신경포착증을 구조적으로 개선할 수 있다.

사격이나 수류탄 훈련 직후 일어난 일시적 청력 손상은 건강한 사람이라면 수초에서 수분 후 바로 회복된다. "청력은 한번 손상되면 다시 회복되지 않는다(비가역적이다)"는 말을 환자들이 병원에서 듣곤 하는데, 항상 이 말이 맞는 것은 아니다. 만약 실시간으로 청력을 측정할 수 있다면 사격 훈련 직후 청력이 급격히 떨어졌다가 다시 빠르게 회복하는 것을 확인할 수 있을 것이다. 연령과 상관없이 청력 손실은 회복물질의 수준이 결정한다. 회복물질이 충분하면 손실이 적고 충분하지 않으면 점점 손상되다가 고착화해버리는 것이다. 일상의 청력 회복은 환자의 영양물질 공급 수준에 달려 있다고 할 수 있다.

소리재활훈련은 유모세포의 활동성을 개선하는 훈련일 뿐, 혈관 손상과 영양 공급의 개선은 별도로 이루어져야 한다. "한약을 꼭 먹어야 하나요?"라고 묻는 환자들이 들어야 할 설명이다. 한약 치료는 영양을 빠르고 정확하게 공급하기 위해서 권하는 것이다. 같은 맥락에서 침보다는 약침이 치료의 효과를 높인다.

귀가 안 들리는데
원인은 오장육부에

한의학이 인체를 바라보는 세 번째 관점은 허실이다. 허실은 몸을 너무 많이 써서 그 병이 온 건지, 아니면 몸 안에서 기능이 약해져서 온 건지를 구분하는 것이다. 내 몸이 어떤 일을 처리하는 데 그걸 거뜬히 이겨낼 수 있으면 기운이 넘치고 생명력이 있는 상태다. 그런데 어떤 일을 처리할 에너지가 없으면 허(虛)한 상태인 것이다. 만약 운동선수가 환자로 왔는데 허리가 아프다고 하면 그건 너무 많이 써서일 것이다. 글 쓰는 작가가 머리가 아프다고 왔다면 머리를 너무 많이 써서 온 질환일 것이다. 과로로 인해 실(實)한 상태인 것이다.

허실병이라는 말을 하면 환자들이 이해하기 어려워하는 경우가 있다. 그것은 현대 한국어에서는 잘 쓰지 않는 한자 때문인 것으로 짐작된다. '허(虛)하다'고 하면 오해의 소지가 없는데, '실(實)하다'라고 하면 실속있고 튼튼하다는 뜻을 떠올리기 때문에 이해가 안 되는 것이다.

허병은 내 몸에 있는 면역력, 생명력이 약한 것이고, 실병은 나를 괴롭히는 외부 인자가 센 것이다. 병사(病邪)를 이겨내는 힘, 원기가 부족할 때 허하다고 하며, 그럴 때 잘 먹고 잘 자고 잘 쉬면 나을 수 있다고 말한다. 코로나 같은 바이러스가 침투했을 때 누군가는 약하게 지나가는데, 누군가는 호되게 앓는다. 이것을 허실로 설명할 수 있다. 그러니까 실하다는 '과하다'로 바꿔 말하면 훨씬 이해가 쉬울 것이다. 내가 에너지를 과하게 썼거나 외부 인자가 나를 과하게 공격하는 것이다.

현대의학은 허한 것에는 뭔가 해줄 수 있는 것이 없다. 대신 실한 것, 즉 세균이나 염증을 잡을 때는 바로 대처할 수 있다. 그래서 환자가 주체적으로 '병원 사용설명서'를 잘 이해하는 것이 좋다. 허할 때는 한의원에 가고 실할 때는 병원에 가면 된다. "매년 한두 번씩 꼭 배탈이 나요"라는 환자에게 병원은 대처하지 못한다. 병원이 어떻게 할 수 있는 영역이 아니다. "스트레스예요", "자율신경이 무너져서 그래요" 정도로 설명하고 말 뿐이다. 결국 환자가 알아서 잘 구별하는 것이 현명한 지침이다.

난청이나 이명도 마찬가지다. 젊은 사람들은 피로나 스트레스가 심했을 때 실병으로 오는 경우가 많지만, 50대가 넘어가면 대부분 허해서 오는 경우가 많다. 왼쪽 혈을 많이 썼든 오른쪽 기를 많이 썼든 허한 상태에서 어느 날 이명이 들리는 것이다.

현대의학의 양방 치료는 실할 때 드라마틱한 요소들이 있어서 사람들이 신뢰한다. 외부적인 충격이나 스트레스로 돌발성 난청이 생겼을 때 스테로이드 고막 주사를 맞으면, 즉각적으로 면역과 염증에 반응하기 때문에 잘 낫는 것이다. 그러나 중요한 건 다음 후속조치인데 대개는 이게 없는 것이 문제다. 그러다 보니 처음엔 좋지만 재발도 그만큼 많다. 몸이 스스로 이 상황을 이겨낼 수 있도록 힘을 돋우는 치료를 병행해야 하는 것이다.

원래 한의학은 서양의학과는 다른 시선으로 인간과 세상을 관찰해 왔다. '두통엔 타이레놀, 불면증엔 수면제'라는 식의 매뉴얼적 사고로는 한의학을 설명할 수 없다. 서양의학적 광고 메시지에 익숙한 환자가 만약에 이런 말을 한다고 해보자. "가미귀비탕 먹으면 귀가 뚫린다는데 저도 그 처방 해주세요." 이런 식으로 콕 짚어서 요구하는 막무가내 환자에게는 치료가 제대로 이루어질 리 없다. 그 환자의 진짜 병인이 마음에 있다면 청심탕(淸心湯)이나 육미탕(六味湯)을 써야 할 수도 있고, 피로가 원인이라면 보중익기탕(補中益氣湯)을 우선해야 할 수도 있다. 진단이 정확해야 치료도 효과를 발휘할 것이란 뜻이다.

한의학 의서에서는 난청을 어떻게 표현했는지 잠시 살펴보자. 귀는 형태로는 폐(肺)에 속하고, 구멍은 신(腎)에 속한다고 이야기한다. 신장이 귀를 주관한다는 것은 밖에서 들어오는 소리를 신장이 주관한다는 뜻이다. 또 형상의학에서는 귀가 크면 폐신이 나쁘다고 예측하는데, 귀는 측면에 있으므로 담경(膽經)의 한열(寒熱)로 병이 온다고도 한다.

귀는 전신의 중요한 한 부분으로서 장부나 경맥과의 밀접한 관계 하에 듣는 기능과 평형 조절 기능을 수행한다. 의서에는 "신이 손상되어 정기(精氣)가 허약해지면 뇌수(腦髓)가 부족해지면서, 머리가 어지럽고 귀에서 소리가 나며 잘 듣지 못한다"고 했다. 단순히 소리를 처리하는 기능뿐 아니라 체액 균형처럼 몸이 밸런스 있게 안정을 유지하는 기능과 관련 있다는 뜻이다.

오장(五臟)의 정기는 칠규(七竅, 귀·눈·코·입의 구멍)로 나뉘어 나타나기 때문에, 오장에 병이 있으면 그것이 일곱 개의 구멍, 즉 칠규로 반영된다고도 했다. 그러므로 귀의 생리는 장부 경맥과 밀접히 연관되어 있으며, 소리재활훈련만으로 온전한 치료에 이르기에는 한계가 있을 때가 많다.

귀와 장부의 관계, 귀와 경맥의 관련성을 좀 더 살펴봄으로써 한의학의 진단과 치료를 이해하는 데 도움을 받아보자.

첫째, "신장의 기는 귀와 통하므로 신이 조화돼야 귀가 다섯 가지 소리(五音)를 들을 수 있다"고 했다. 신장은 오장육부의 정기를 저장하는데, 정기가 몹시 허약하면 잘 듣지 못한다. 신장의 정기가 충실해야 골수가 충실하고, 귀는 안으로 뇌수와 연계된다. 따라서 뇌수가 정상에서 벗어나면 청력에 영향을 준다.

둘째, "심장의 구멍은 귀에 있다"고 했다. 심장맥이 미맥(微脈)이나 삽맥(澁脈)이면 귀에서 소리가 나고(그림 1-6 참조), 근심과 생각이 많으면 심장이 허해져 피가 모자라게 되고, 결국 귀가 멀고 이명 소리가 난다. 임상에서 보는 이명, 귀폐색감, 난청은 심화(心火)가 왕성하거나 심음(心陰)이 부족해 생기는 경우가 많다.

셋째, "신수(腎水)가 통하는 구멍은 귀인데 귀가 소리를 들을 수 있는 것은 신수가 폐금(肺金)에서 생겨나기 때문"이라고 했다. 폐는 기를 주관하는데 전신의 기(산소)는 귀에 통하므로 소리를 들을 수 있는 것이다. 오행(五行) 중에 폐는 금(金)이고 신장은 물(水)이다. 둘은 모자 관계인데, 자식은 엄마에게서 나오니까 신수는 폐금에서 생겨난다고 한 것이다. 신장은 물을 관장하고 폐는 기를 관장하는데, 기(O_2)가 있어야 물(H_2O)이 생긴다.

넷째, "간기(肝氣)가 치솟으면 머리가 아프고 귀가 먹는다"고 했다. 간에 병이 있어 기가 거슬러 올라가면 난청으로 듣지 못하며, 간에 병이 있어 허하면 눈이 아물아물해 잘 보이지 않고 들을 수 없다. 또한 간담은 표리(表裏) 관계이므로, 간담에 열이 있으면 스트레스가 쉽게 귀로 올라가 귓병이 생길 수 있다.

다섯째, "귀는 종맥(宗脈)이 모인 곳인데, 위장 속이 비면 종맥이 허해지고 그 기운은 아래로 내리쳐 귀에서 소리가 난다"고 했다. 차거나 변질된 음식을 먹거나 과식하여 비위가 손상되면(脾胃虛弱) 기혈을 만들어내는 원천이 부족해진다. 소화, 흡수, 순환, 호흡, 배설을 하는 과정이 원활하지 못하면 경맥이 공허해져서 귀를 잘 영양하지 못하기 때문에 이명과 난청이 생긴다. 환자들이 아침 공복에 이명이 들린다는 것은 그 때문이다.

여섯째, 12경맥은 직접적, 간접적으로 귀와 연계된다. 경맥 가운데서도 귀 부위로 직접 연결되는 경맥으로 족소양담경(足少陽膽經)과 수소양삼초경(手少陽三焦經)이 있다. 이들은 귀 뒤에서 귀 안으로 들어갔다가 귀 앞으로 나온다. 이외에 족태양방광경(足太陽膀胱經)은 정수리에서 귀의 윗모서리로 간다. 이외의 경맥들도 귀와 직간접적으로 연계되어 있다.

한의병리학에서는 외인(外因)보다 내인(內因)을 중시하며, 내인이 외인을 결정한다는 기본적 견해를 가지고 있다. 그래서 환자 개개인의 병인이 무엇인지 찾는 것은 그만큼 중요하다.

한의학에서
맥진이 중요한 이유

한의학이 인체를 바라보는 네 번째 시선은 표리(表裏) 관계다. 이 것은 병이 깊은지 얕은지를 보는 것이다. 병이 겉(表)에 있는 난청이 라면 소리가 크고 맥상도 크다. 급성기로 나타나며 머리도 아프고 메슥거리고 울렁거리고 염증 반응이 마구 일어난다. 이럴 때 양방 치료를 하면 극적으로 치료가 잘 될 수 있다. 그런데 병이 깊어지고 속(裏)에 있는 난청이 되면 "이명도 있고 귀도 먹먹하고 속이 메슥거 려요" 하던 증상들이 오히려 미미해지면서 오히려 "저는 그냥 난청 만 있어요" 하는 경우가 많아진다. 이명 소리도 별로 안 크고 하니까 괜찮은 줄 알고 있는 것이다. 그런데 맥진을 보면 맥이 약하디 약하 거나 쪼그라들어 있다. 이것이 난청 환자에게 맥진검사를 권하는 이 유다.

　흔히 겉병(표병)은 육부의 병이며, 속병(리병)은 오장의 병이라고 한다. 육부병은 생활습관만 바꿔도 나아질 수 있다. 난청·이명에서 표병의 핵심 장부는 삼초·소장·담(쓸개)이다. 이 대목에서 알아야 할 것이 12장부 사이의 표리 관계와 상통 관계다. 흔히 표리 관계의 장부는 형제 관계라고 하는데, 맥진 결과지(그림 1-17 참조)에는 표리 관계의 장부가 나란히 배치되어 있다(폐와 대장, 비장과 위, 심포와 삼초, 심장과 소장, 간과 담, 신장과 방광).

　맥진에서 삼초맥이 나쁠 때, 소장맥이 나쁠 때, 담맥기 나쁠 때는 난청·이명이 이제 시작됐다는 뜻으로 해석해도 좋다. 그러나 인체는 좀 더 복잡한 역학관계가 작동하기 때문에 그 옆에 있는 형제 관계의 장부나 부부 관계(상통)의 장부도 함께 들여다봐야 한다. 예를 들어 삼초맥이 나쁠 때는 옆에 있는 심포맥을 살피고, 부부 장부인 신장맥도 살펴야 한다. 현실을 재구성하는 인문학적 시선으로 말하면, 형제자매가 돈 싸움을 하다가 병이 온 건지, 부부가 충돌해서 병이 온 건지 보는 것이다.

　에너지를 만드는 발전소 개념으로 보면, 삼초는 수력발전소이고 형제 관계인 심포는 화력발전소다. 상호간에 도와서 인체가 쓸 충분한 에너지 총량을 만들어야 하는데, 서로 충돌해버리면 한쪽이 약해져버려 병이 오기도 한다. 담과 간도 역시 형제 관계다. 같이 일하고 같이 운동하면서 협력해야 하는 장군들인데, 서로 일 가지고 싸우게 되면 담이 속상해서 뭉치는 바람에 병이 오기도 한다.

한편 삼초의 부부 관계인 장부는 신장이다. 신장(콩팥)은 수기(水氣)를 만들어내는 곳인데 현대의학으로 말하면 호르몬이다. 신장의 문제로 호르몬이 제대로 안 만들어지면 뇌수, 골수, 척수가 부족해서 귀에 난청·이명이 생길 수 있다. 소장과 비장 역시 부부 관계다. 낮에 머리를 많이 써서 밤에 충분히 자고 싶은데 그러지 못하면, 소장이 영양 흡수를 못하게 돼서 난청·이명이 올 수 있다. 너무 정신적으로 큰 충격을 받으면 담과 부부 관계인 심장이 너무 힘들어서 난청이 오기도 한다. 그래서 삼초·소장·담에 생긴 병은 겉병(표병)이요, 신장·비장·심장에서 오는 병은 속병(리병)이다.

한의학에서는 전체적인 관점에서 병인을 찾아 원인을 제거하고 기능을 정상화함으로써 밸런스를 조절하는 치료를 한다. 그러면 난청이나 이명이 완화되고 귀는 다시 회복된다. 요즘 가정의학과 의사들이 미국의 기능의학을 들여와서 진료하는 걸 볼 수 있는데, 한의학이야말로 예로부터 기능성 질환을 다루는 학문이다. 환자 개인의 몸 상태와 질병을 파악하기 위해 음양·기혈·허실·표리를 살피고 오장육부의 기능을 정상화시키는 것이 한의학 치료의 목표이다. 그 수단으로서 으뜸이었던 것이 침과 한약인 것이다. 여기에 구조적인 조정을 위해 추나가 도입되었고, 에너지와 기능을 강화시키기 위해 약침이 생겨났다.

또한 한의학은 심신의학이다. 육체와 마음을 동시에 살펴서 진단하는 것이 서양의학에서 다루는 기능의학과는 다른 점이다. 한의사가 뇌파훈련을 쓰게 된 것은 그런 점에서 자연스러운 일이다.

한의학에서 원래 가장 기본적인 진단은 맥진이다(누르거나 만져보는 절진의 일종이다). 맥(脈)은 질병의 상태를 파악하고 병의 본질을 찾아가는 것이며, 처방의 지름길이라고 할 수 있다. 한의학은 맥을 통해서 심신 상태, 몸의 장부 상태, 기혈 상태를 파악할 수 있다. 그리고 여기에 더해 얼굴을 보고 체질을 파악하는 형상의학, 뇌 기능 상태를 파악하는 뇌파검사 등으로 세밀함을 보완할 수 있다.

난청 환자에게 맥진검사는 치료의 내비게이션이 된다. 맥의 모양(맥상)이 병든 맥에서 정상맥으로 변화하는 것을 보면서 진단과 치료가 맞았는지 확인할 수 있다. [그림 1-17]은 60대 난청 환자의 맥진 결과지다. 치료 전에는 아래쪽 혈장부들이 찌글찌글했고(삽맥) 위쪽 기장부들은 에너지를 많이 써서 맥이 크게 부푼 대맥(大脈)이 나타났다. 그러나 치료를 시작하고 나서 2개월 후 전반적으로 밸런스 있고 비교적 깨끗한 맥으로 안정된 걸 볼 수 있다. 만약 12장부 여기저기서 서로 다른 모양의 맥이 나타나는 양상이라면, 인체가 조화롭지 못하고 난리가 났다는 뜻이다.

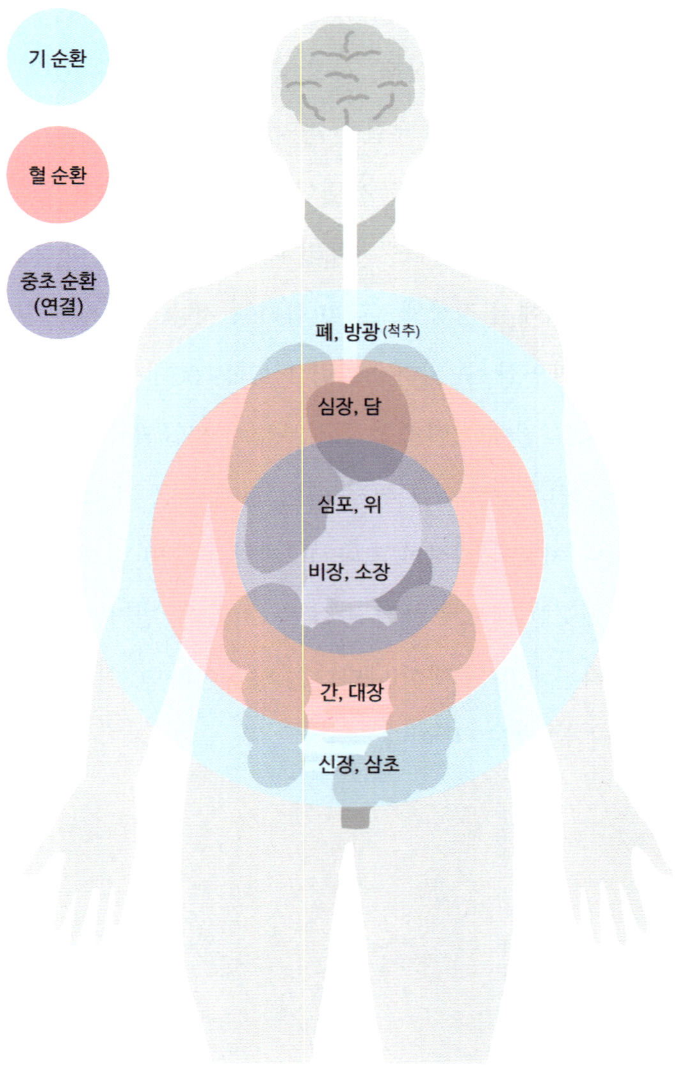

기 순환
혈 순환
중초 순환
(연결)
폐, 방광(척추)
심장, 담
심포, 위
비장, 소장
간, 대장
신장, 삼초

2부

한의학 관점에서 본 난청의 3가지 분류

Chapter 8

에너지가 고갈되면
난청이 온다

· 소음은 쪼그라들게 하고 피를 말린다

· 소음에 노출되면 누구나 난청이 올까?

· 타고난 정기가 고갈되면 병이 온다

· 기운이 떨어지면 유모세포도 지친다

· 60데시벨은 난청의 경계선이다

소음은 쪼그라들게 하고
피를 말린다

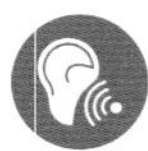

감각신경성 난청은 현대의학에서 소음성 난청, 노인성 난청, 돌발성 난청의 3가지로 나뉜다. 그중에서 소음성 난청은 청력검사 그래프만 봐도 특징을 파악할 수 있다. 환자가 특정한 소음에 노출되어 청력이 망가진 것이기 때문에, 그에 해당하는 헤르츠만 뚝 떨어져 있어 삐쭉한 모양을 형성하는 것이 특징이다(의학적으로 C5 dip 현상이라고 한다). 반면 노인성 난청(presbycusis)은 나이가 들면서 서서히 나빠지기 때문에 그래프가 전반적으로 고음(고주파)으로 갈수록 완만하게 내려가 있다.

소리의 높낮이를 나타내는 헤르츠(Hz)는 1초 동안의 진동횟수를 의미하는 단위다. 100Hz는 1초에 100번 진동하는 것을 의미하며, 1,000Hz는 1초에 1,000번 진동하는 것을 의미한다. 인간이 들을 수

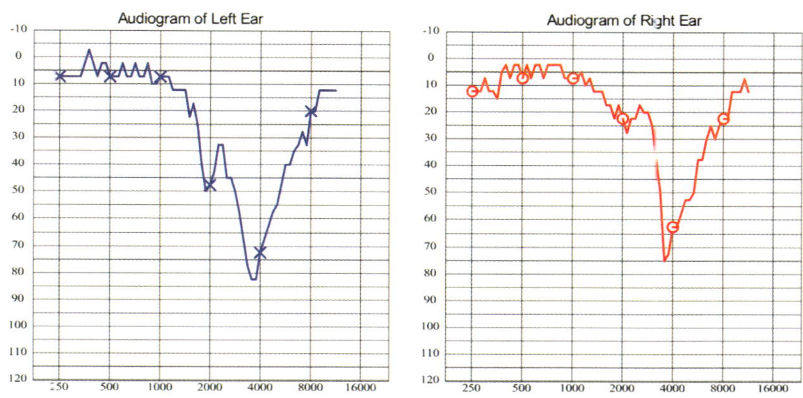

그림 2-1   **4,000Hz 부근이 손상된 소음성 난청**

있는 헤르츠(가청 주파수)는 20~20,000Hz 사이이다. 일상생활 속에서 우리는 보통 2,000Hz 이하의 소리를 많이 듣는데, 실제 임상에서는 유난히 4,000Hz 주위의 손상을 많이 볼 수 있었다. 그것은 아마도 소음 발생 원인으로 통계상 '사격훈련 후'가 가장 많았다는 것과 관련이 있을 것으로 짐작된다.

러시아에서 발표한 한 논문에 의하면 총알이 쌩 하고 회전하면서 나가는 소리가 4,000Hz라고 한다. [그림 2-1]은 탱크부대 지휘관인 군인 환자의 청력검사다. 4,000Hz 부근만 고도난청 수준으로 뚝 떨어져 있는 손상 구간이 있음을 확인할 수 있다. 그런데 평균의 함정 때문에 4밴드 순음청력검사로 하면 결과가 정상이라고 나올 것이다. 6밴드 검사로 하면 왼쪽만 경도난청이다.

소리의 크기는 데시벨(dB)로 나타내는데, 겨우 들을 수 있는 소리

[표 2-1] 생활 소음의 크기

생활 소음	소리 크기 (dB)	생활 소음	소리 크기 (dB)
나뭇잎 부딪히는 소리	20	세탁기	50~60
야간의 교외 지역	30~40	탈수할 때	60~70
벽시계	30	번잡한 길거리	70
조용한 도서관	30	여름철 매미 소리	70~80
조용한 주택 거실	40	진공청소기	80
냉장고	40	지하철, 자동차 소음	80~90
일반적인 사람의 대화	40~60	자동차 경적	100
조용한 사무실	50	이륙하는 민간 항공기	100
일반적인 빗소리	50	소음이 심한 공장 안	90
백화점 내 소음	50	록 콘서트	110
에어컨 실외기	50~70	앰뷸런스	120
전화벨	60~70	전동 드릴	130~150

는 0dB이다. 일반적인 숨소리는 10dB, 속삭이는 소리는 20dB 정도다. 일상에서 우리가 듣는 생활 소음의 크기를 나열하면 [표 2-1]과 같다.

소음이란 원하지 않는 소리를 말하는 것으로, 주관적 요소가 개입된다. 아무리 큰 소리라도 내가 원해서 듣는 음악은 소음이 아니며, 아무리 즐겁게 듣던 소리라도 잠, 업무, 학습을 방해한다면 소음이된다. 아기 울음소리는 엄마나 아기에게는 중요하고 의미있는 소리이지만, 고3 수험생이나 마감 정산을 하는 직장인에게는 소음일 수있다.

유리잔을 포크로 긁는 소리, 칠판을 손톱으로 긁는 소리 등 사람들이 듣기 싫어하는 소리들이 있다. 그런 소리들은 인체와 뇌에 영향을 끼치는데, 대체로 2,000~5,000Hz 범위에 있다고 한다. 우리의 귀가 가장 민감해하는 영역인 셈이다.

반대로 해를 입히지 않는 소음도 있다. 소리치료에도 등장하는 백색소음이 그렇다. 다양한 음높이의 소리를 합하면 넓은 음폭의 백색소음이 된다. 백색광을 프리즘에 통과시키면 7가지 무지개색이 나오는 것과 같다. 비오는 소리, 폭포수 소리, 파도치는 소리, 시냇물 소리, 나뭇가지가 바람에 스치는 소리 등이 바로 우리가 주변에서 듣는 백색소음이다. 일상생활에서 접하는 뒤섞인 소리이지만, 음향 심리적으로는 의식하지 않으면서 듣는 소리다. 항상 들어왔던 자연음은 특별히 의식되지 않아 안정감을 느낄 수 있고, 오히려 나를 감싸는 보호감을 준다고 한다.

듣기 싫은 소음이 아니어도 소리의 크기에 따라 인체는 다양한 반응을 보인다. 20dB까지는 쾌적함을 느끼며, 40dB에서 수면의 깊이가 낮아지고 60dB에서 수면 장애가 시작된다. 50dB에서는 호흡과 맥박이 빨라지며 계산력이 떨어지고, 70dB에서 말초혈관이 수축하면서 집중력이 저하된다. 80dB에서는 청력장애가 시작되고 90dB에서 난청 증상이 시작되며, 100dB에서 일의 작업량이 떨어지고 120dB을 넘어서면 고막에서 고통을 느끼기 시작한다고 한다.

소리는 진동에 의해 생긴 음파가 고막을 울려 증폭된다. 만약 말하는 사람이 듣는 사람 바로 옆에서 귀에다 대고 큰 소리를 지르면

“귀청 떨어진다”는 반응을 할 것이다. 소리는 그만큼 사람을 긴장시키는 요인이다. 인간에게 가해지는 고문 중에서 제일 무서운 고문도 소리로 인한 것이다. 통 속에 가둬놓고 밖에서 꽹과리를 때리면 정신을 미치게 할 수 있는 고문이 된다.

소음은 사람에게 스트레스를 일으키고 두렵게 만들 수 있다. 듣기 싫은 소리는 곧바로 스트레스 자극이 된다. 엄마가 잔소리를 하면 아이들은 “알아들었어. 나 스트레스 받거든. 그만해.” 이런 반응이 대번에 나온다. 한마디로 소리는 자극이다.

한의학적으로 보면 소음은 쪼그라들게 하고 피를 말리고 수분을 줄이고 기가 빠지게 한다. 지속적으로 음파가 땅땅땅 귀를 때린다고 생각해보자. 진동을 계속하다가 수분이 빠지고 결국 입자가 위축되고 쪼그라든다. 소리가 들어갔는데 부푸는 경우는 거의 없다. 맥진 검사를 하면 소음성 난청, 소음성 이명 환자들은 맥상이 물기가 마른 채 쪼그라들어 있다.

한의학적으로 소음은 외부로부터 귀에 강한 자극을 주는 사기(邪氣)라고 본다. 사기는 몸에 해를 끼치는 나쁜 기운으로, 몸에 질병을 일으키는 여러 가지 외적 요인을 말한다. 반대로 정기(正氣)는 생명 활동을 영위하고 유지시키는 생리 기능으로, 사기에 대한 저항력과 회복능력을 의미한다.

소음은 저음, 고음, 혼합음 등 다양하겠지만 그 유형이 어떻든 간에, 소음이 청각기관에 일으키는 변화의 기본적 기전은 물리화학적 스트레스이거나 대사 과정에서의 스트레스다. 그 결과 감각세포의 손상이 생기고 심하면 유모세포가 들어 있는 코르티기관 전체의 손실을 가져온다. 그래서 소음에 계속 노출되면 청력손실까지 이어질 수 있는 것이다. 다만 우리 몸을 정상적 기능으로 유지해주는 생명력(정기)이 해로운 기운인 사기와 싸워서 이길 수 있다면 난청, 이명은 생기지 않을 것이다. 그러니 치료 역시 그 생명에너지를 올려주는 방향으로 가야 한다.

소음에 노출되면
누구나 난청이 올까?

인간의 고통은 오감에서 온다. 눈, 코, 귀, 혀, 피부의 감각에서 오는 것이다. 이걸 이해하면 감정을 이해하기 쉬워진다. 내 눈이 무엇을 보느냐에 따라서 온갖 감정이 생긴다. 보들보들한 걸 만지면 기분이 좋고 까칠까칠한 걸 만지면 기분이 좋지 않다. 귀도 마찬가지로 어떤 소리를 듣느냐에 따라 감정은 달라진다. 누군가의 목소리는 편안하게 해주며, 누군가의 목소리는 겁이 나게 만든다. 듣고 싶은 소리만 듣는다면 청각 기능은 안 망가질 것이다. 오감 중에서도 귀는 사실 가장 민감하다.

"우리도 끝나고 집에 가면 꿈에서 깬 것 같아. 환호 속에 있다가 환호가 싹 사라지니까. 게다가 나는 콘서트 끝나고 침대에 딱 누우면 귀에서 이명은 계속 들려. 소리를 엄청 크게 틀고 있으니까. 귀에서는 계속 '삐-'거리고 침대에 누워가지고 나는 '아~' 이러고 30분, 1시간 누워 있어."

넷플릭스의 '대환장 기안장'이라는 예능 프로그램에서 BTS(방탄소년단) 멤버 진이 했던 말이다. [표 2-1]을 참고하면 콘서트장의 소리 크기는 110dB이다. 고막이 고통을 느끼는 상태가 반복되고 몸은 쉬지 못하는 상황이라면 병이 생겨도 이상하지 않을 것이다. 이명으로 내원하는 환자들의 발병 원인을 연구한 논문들을 보면 소음으로 발생한 난청과 이명은 내이 유모세포가 흐트러지거나 절단되는 손상이 있다고 한다.

우리는 미처 생각지도 못하는 사이에 소음에 노출되는 경우가 많다. 고속도로 휴게소 화장실에 가면 손 건조기가 있는데, 그걸 사용하며 노출되는 소음은 상당하다. 또 난청, 이명 환자들 중에는 코 고는 환자들도 의외로 많다. 코골이가 얼마나 데시벨이 높은지 환자들은 잘 인식하지 못한다. 실제 측정해보면 80dB이 넘는다. 밤새도록 귀가 시달리면서 손상을 입고 있었을 가능성이 높다. 크골이만 치료해도 난청, 이명을 완화시킬 수 있다는 말이 과장만은 아닌 것이다.

그런데 소음이 귀를 때렸다고 해서 모두가 난청, 이명이 오는 것은 아니다. 누군가는 생명력과 에너지가 충분하기 때문에 소음이 질병을 만들지 않지만, 누군가는 몸속 여러 가지 원인들로 인해 소음을 버티지 못하고 청력손실로 이어지고 만다. 이것은 느화라는 상황을 적용해도 마찬가지다. 나이가 들면 누구나 난청이 오는 것은 아

니며, 65세 넘은 난청 환자라고 해서 누구나 노인성 난청인 것도 아
니다.

그래서 한의학적으로는 소음성 난청, 노인성 난청, 돌발성 난청의
분류를 따르지 않는다. 난청을 단순히 귀의 문제로만 보지 않고 전
신의 건강 상태가 반영되어 나타나는 것이라고 보기 때문에, 병의
원인을 찾아 그것을 개선하기 위한 분류를 따른다. 이 책에서 우리
는 지산맥동이론에서 전신의 순환체계를 설명하는 방식에 따라 난
청을 크게 3가지로 분류할 것이다. 기 순환장애에 의한 난청, 혈 순
환장애에 의한 난청, 중초(연결) 순환장애에 의한 난청의 3가지다.

첫째, 기 순환장애에 의한 난청이 있다(8장에서 설명). 주요 장부의
기능 이상을 관점으로 이야기하자면 신허(腎虛)와 기허(氣虛)가 여기
에 해당하는데, 한마디로 하면 에너지병이다. 과로나 노화로 인해
마치 배터리가 방전되듯 우리 몸의 근본 에너지가 고갈되는 것을 신
허라고 한다. 신장의 정기, 즉 생명력이 부족해서 귀의 기능이 쇠퇴
하는 것으로 주로 노인성 난청의 원인이 된다. 이런 분들은 허리나
무릎이 시큰거린다든가 소변이 잦은 증상이 동반되는 경우가 많다.

노화로 인한 에너지 고갈은 아니지만 과로로 인한 기력 저하로 인
해 신허와 비슷한 양상의 난청이 나타나는 경우가 있는데, 주로 폐
기허(肺氣虛)로 인한 문제다. 비교적 젊은 난청 환자에게 나타나며,
과도한 업무와 피로가 누적되어 호흡기의 기운이 약해진다. 폐는 전
신의 기운을 순환시키는 역할을 하는데, 이 기능이 떨어진 것이 폐

기러다. 마치 공기 순환이 안 되는 방처럼 몸 전체의 기운 순환이 막혀 귀로 가는 에너지 공급이 부족해지며, 외부로부터 귓속으로 침범하는 소음을 물리치지 못하고 그대로 흡수해 난청이 된다.

둘째, 혈 순환장애에 의한 난청이 있다(9장에서 설명). 장부의 기능 이상 관점으로 하면 간화(肝火)와 심화(心火)가 여기에 해당하며, 한마디로 칠정상(七情傷)이다.

만성적인 스트레스, 억압된 분노 등이 쌓여 간의 기운이 울체되면 열이 위로 치솟는다. 마치 압력솥의 증기처럼 열이 위로 치솟아 머리와 귀 쪽으로 올라가면 난청이 생긴다. 한의학에서는 이것을 간화상염(肝火上炎)이라고 하는데, 돌발성 난청에서 흔히 볼 수 있다.

스트레스가 몸속에서 열로 변해 귀로 타고 올라가는 현상이 지속되면 이것이 심장까지 영향을 미쳐 심화(心火)로 연결되기도 한다. 심화는 외부로부터 오는 스트레스, 과도한 긴장 등의 열사(熱邪)가 체내에 쌓여 울결되거나 마음과 의지를 손상해 속에 화가 치밀어오르는 것, 노심초사하여 심혈이 손상되거나 전신의 음혈 부족으로 심장의 양기가 상대적으로 성해지는 것이 해당한다. 가슴 두근거림, 불안증, 조급증, 불면, 건망증, 가슴 통증 등의 증상은 심화로 인해 나타나는 것들이다.

셋째, 중초 순환장애에 의한 난청이 있다(10장에서 설명). 장부의 기능 이상 관점으로는 비위(소화기와 머리 쪽)의 문제가 여기에 해당한다. 비위 기능이 저하되면 노폐물(습담)이 쌓여 귀 주변의 기혈 순환을 방해하는데, 이럴 때 난청이 생긴다. 귀가 막힌 것처럼 답답하고 먹먹함, 머리가 무겁거나 어지러움, 소화불량, 가슴이 답답함 등의 증상이 동반되는 경우가 많다.

중초 순환체계는 비·소장·심포·위가 서로 상통하면서 이루어진다. 그중에서도 특히 비장은 지나친 고민과 정신적 긴장이 있으면 기운이 약해진다. 한의학에서 비기허(脾氣虛)는 소화와 영양 공급 시스템이 제대로 작동하지 않는 상태를 말하는데, 이로 인해 귀에 필요한 영양과 혈액의 공급이 원활하지 않아 순환장애로 이어질 수 있다.

타고난 정기가
고갈되면 병이 온다

인간의 문명이 고도화할수록 눈과 귀는 점점 강한 자극에 노출되고 결국엔 퇴화할 것이라는 주장이 있다. 현대인의 문명은 그 자체가 기본적으로 시끄럽고 지나치게 밝다. 난청의 배경이 되는 가장 대표적인 것은 소음과 노화인데, 현대인은 소음을 피할 수 없고 노화를 피할 수 없다.

그중에서도 노인성 난청은 청력검사에서 전반적으로 고주파로 갈수록 완만하게 떨어지는 그래프를 보여준다. 나이가 만 65세가 넘어가면 무조건 노인성 난청이라고 부르는 것은 아니다. 고음으로 갈수록 청력손실을 보인다는 특징이 있을 때 그렇게 부른다. 청력검사 곡선이 고음에서 대각선 방향으로 내려간다는 것은 노화로 인해 점점 가는귀가 먹어간다는 것을 말해준다. 여기서 '가는귀'

는 고음을 말한다. '가느다랗다, 소리가 날카롭다, 고음이다' 이렇게 연상하면 쉽게 연결된다. 고주파를 담당하는 유모세포에 손상이 있다는 뜻이다.

한의학적으로 장부의 기능 이상을 중심으로 난청을 분류했을 때 노인성 난청과 가장 가까운 것은 신허 난청이다. 한의학적으로 신장은 태어날 때부터 저장되어 있는 에너지인 원기(元氣)를 품고 있다. 핸드폰으로 비유하면 원기는 출고될 때부터 가지고 있는 배터리 용량이며, 신허 난청은 시간이 지나면서 내용연수가 줄어들어 나타나는 문제다. 새 핸드폰을 샀을 때는 100% 충전하면 하루종일 쓰고도 다음날까지 쓸 수 있다. 그러나 2년 이상 핸드폰을 사용하면 100% 충전을 채워도 하루가 안 가는 경우가 있다. 바로 그런 상태에서 귀에까지 영양과 혈액 공급이 충분히 이뤄지지 않아 난청이 생기는 것이다. 타고난 에너지가 고갈되는 것이기 때문에 그만큼 신허로 인한 난청은 치료가 쉽지 않다.

반면 기허로 인한 난청은 어젯밤에 핸드폰을 충전기에 꽂지 않아서 배터리가 50%밖에 남지 않은 상태와 같다. 한의학에서는 신장에 저장된 타고난 인체 에너지(先天之氣)와 후천적으로 얻는 에너지를 구분한다(後天之氣). 음식 섭취를 통해 얻는 에너지(水穀之氣)는 비위와 관련 있고, 호흡을 통해 얻는 에너지(天氣)는 폐와 관련이 있다. 신허가 기반 자체가 약해진 것이라면 기허는 일시적으로 너무 기운을 많이 썼을 때 나타나는 것이다.

신허로 인한 노인성 난청이 치료가 어렵다고 하지만, 치료가 잘 된 사례도 있기 때문에 미리 포기할 필요는 없다. 폐색감이 심한 돌발성 난청(왼쪽 51.2dB의 중도난청, 오른쪽 68.9dB의 중고도난청)으로 내원했던 81세의 여성이 회복됐던 사례가 있다(왼쪽 27.8dB, 오른쪽 54.7dB). 심지어 침, 약침, 한약(기허와 신양허의 보완 처방)만으로 치료했고 치료 회수도 16회차에 불과했다. 난청은 삶의 질을 심각하게 떨어뜨리는 경우가 많기 때문에 나이 탓만 하고 있을 수는 없다.

70대 중반의 수녀님이 왼쪽 귀에 이명을 동반한 난청 때문에 내원했다. 공동체 생활을 하기 때문에 소통이 중요한데, 왼쪽에서 누군가 말을 하면 잘 알아듣지 못해서 불편함을 겪고 있었다. 그러다 보니 늘 오른쪽 귀로 들으려고 애를 쓰고 있었다. 혹시나 놓치는 말이 있을까 싶어 늘 긴장하고 있는데, 청력 저하로 어음분별력이 떨어져 타인과 함께하는 생활에서 오해가 생길 수 있다는 것이 애로사항이었다.

여를 들어 여러 사람이 모여서 회의를 하고 나오는 경우가 있다. 젊은 수녀님과 둘이 다시 회의 내용을 정리하는 과정에서 "이런 이야기가 나왔으니까 이렇게 합시다"라고 말했는데, "수녀님 그거 아니었잖아요"라는 대답이 돌아오는 것이다.

1부에서도 이야기했지만 난청이란 청각장애와는 달라서 '안 들린다'가 아니라 '일부 주파수에 청력손실이 있다'는 것이다. 듣고는 있지만 일부 주파수에 손실이 있으면 어음분별력이 떨어진다. 예를 들

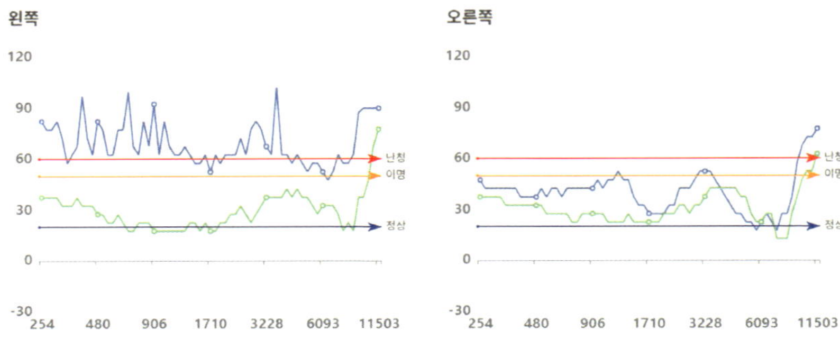

그림 2-2　신허 환자의 치료 전후 청력 비교

어 '용기·옹기·융기·용지'라든지 '벌레·발레·빨래·빨대'라든지 '어른·아른·얼른·너는'을 구별하지 못한다. 대부분의 환자들은 자신이 어음분별력이 떨어진 상태인 걸 잘 모르기 때문에 오해의 상황에서 감정이 상하고 만다. 수녀님도 처음엔 "그게 아니죠"라는 말을 자꾸 들으니까 '저 녀석이 날 무시하나?' 싶은 생각에 화도 났다고 한다. 그런데 자신의 청력 상태를 이해하고 나니까 이번엔 말귀를 못 알아듣는 상황 속에서 자신감이 뚝 떨어져 더 힘들었다고 한다.

맥진에서 보면 환자는 신허만 있는 게 아니라 기허도 있고(기혈양허), 간의 울체도 있었다. 신허로 인해 정기가 쇠약해진 상태에서 폐기의 순환이 잘 되지 않아 맑은 기운이 머리로 올라가지 못한 것이다. 2개월간 한약, 침, 약침, 화타침, 뇌파훈련 등을 동원해서 치료했고 왼쪽 귀에서만 63%의 호전율을 보일 정도로 좋아졌다(그림 2-2의 연두색이 치료 후 그래프).

눈이 나빠지면 사물과 멀어지고 귀가 나빠지면 사람과 멀어진다는 말이 있다. 환자는 단순히 귀의 건강만 회복한 것이 아니라 자신감도 회복했고 더불어 사는 삶의 안정성까지 되찾아 공동체 생활을 더 편안하게 느끼게 되었다.

기운이 떨어지면
유모세포도 지친다

50대 중반의 미숙(가명) 씨는 시골에서 일하면서 무리한 뒤 왼쪽 귀에 돌발성 난청과 이명이 발생해 내원했다. 대학병원에서 4회 정도 약물치료와 주사치료를 했다고 하는데, 스테로이드를 복용하면 속이 뒤집어져서 더 이상 약을 먹을 수 없었다고 한다. 오른쪽 귀는 어려서부터 좋지 않았고 3년 전부터 이미 보청기를 착용하고 있었다. 병원에서 더 이상 조치를 취할 것이 없으니 증상이 더 심해지면 보청기가 필요하다는 소견을 듣고 양쪽 귀 모두 보청기를 낄 수 없다고 생각해 한의원으로 온 것이었다.

그 외 증상으로는 목디스크가 있고 목과 어깨에 통증이 있었으며, 두통도 있었다. 잠을 잘 자지 못하고 피곤을 자주 느낀다고 하는데, 난청 증상은 아침에 유독 심해져서 전혀 안 들리는 느낌이라고 했

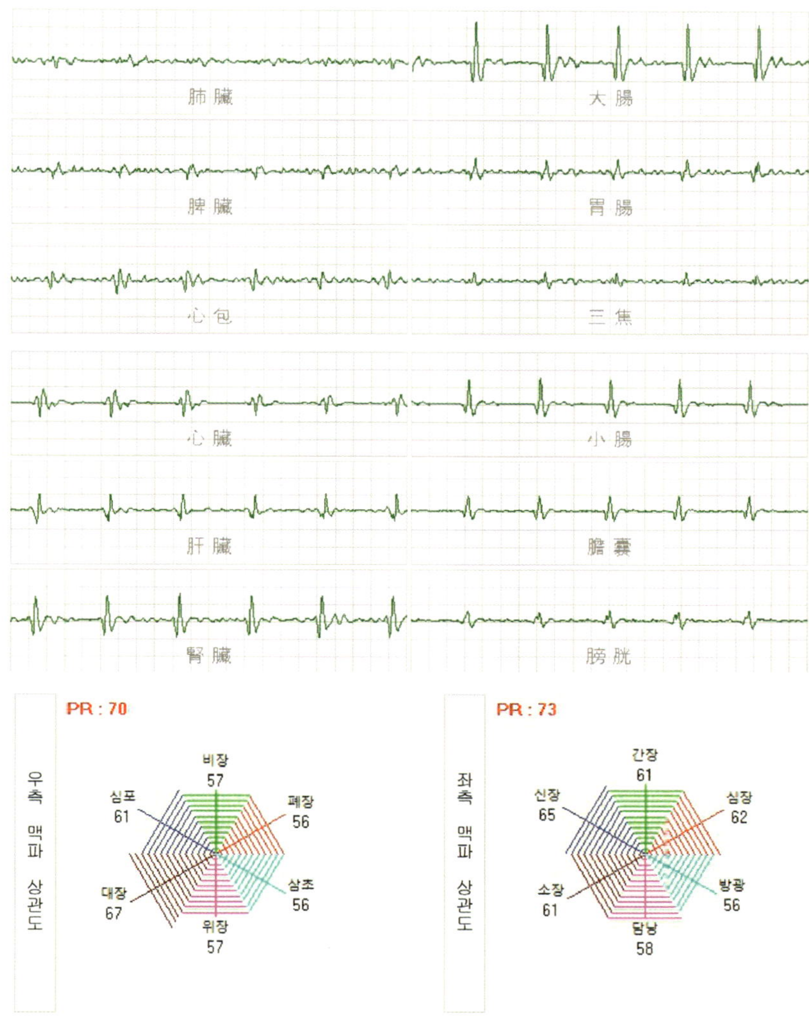

그림 2-3 **기허 난청 환자의 맥진**

다. 칼슘, 마그네슘이 들어 있다는 어떤 건강기능식품을 복용하다가 간 수치가 올라간 경험 때문에 한약은 못 먹겠다고 했다. 그리고 그녀는 시골에 다시 내려가야 해서 3, 4주 안에 치료를 끝내기를 원한다고 했다.

한 달이 채 안 되는 기간 동안 미숙 씨는 이틀에 한 번씩 내원해서 치료를 그야말로 열심히 받았다. 약침, 턱관절 추나, 소리재활훈련을 했는데, 다행히 생각보다 빨리 좋아져서 원하는 기간 안에 치료를 마칠 수 있었다. 오른쪽 귀는 어릴 적부터 난청이 있어서인지 변화가 없었지만, 왼쪽 귀는 중도난청(41.6dB)에서 경도난청(38.3dB)까지 호전될 수 있었다.

시골에 내려가기 전에 그녀는 청력검사(6밴드)를 다시 해보겠다며 대학병원으로 갔다. 거기서 그녀는 "침 맞고 좋아졌다"는 말을 했다가 의사에게 "침 맞지 말라"는 이야기를 들었다며 황당해했다.

한의학적으로 우리 몸의 순환 체계는 3가지로 분류할 수 있다. 폐와 신장을 중심으로 한 기 순환, 심장과 간장을 중심으로 한 혈 순환, 비장·소장·위를 중심으로 한 중초 순환이 그것이다. 미숙 씨는 이 중에서 기 순환의 기능장애로 발생한 난청으로 볼 수 있다.

[그림 2-3]의 맥진 검사를 보면 위쪽 기장부(폐·비·심포)들이 전반적으로 약한 것이 먼저 눈에 들어온다. 신장맥은 긴맥과 삽맥이 보이며, 신장과 상통 장부인 삼초맥이 미맥인 것이 눈에 띈다. 그걸 보면 미숙 씨는 신허와 기허가 겹친 기 순환장애로 인해 난청이 발생했음을 알 수 있다.

기 순환장애로 에너지가 떨어지면 유모세포도 힘들어하기 때문에 충분한 영양 공급이 이루어져야 하는데, 이게 충분하지 않으면 다시 재발할 가능성도 높아진다. 그와 함께 중요한 것이 충분한 수면을 취해주는 것인데, 또 다른 예로 30대 초반의 지은(가명) 씨는 그걸 극명하게 보여주는 사례였다.

돌발성 난청으로 내원한 지은 씨는 두 달 전 오른쪽 귀에 먹먹한 느낌의 난청이 발생했다. 처음엔 2주간 스테로이드를 복용하면서 고막주사 10회, 고압산소치료 4회를 하고 먹먹함이 사라졌다고 한다. 그런데 한 달 뒤에 다시 증상이 나타났고 이명도 간헐적으로 들렸다. 이번에는 스테로이드 처방이 듣지 않았고 먹먹함이 지속되어 한의원으로 왔다고 한다.

지은 씨는 결혼한 지 얼마 되지 않은 신혼이었는데, 처음 돌발성 난청이 발생했을 무렵이 일주일간 유럽 여행을 다녀온 후였다. 그녀는 여행을 가기 위해 일을 미리 처리하느라고 한동안 매일 야근하면서 무리를 했다고 한다. 게다가 여행을 가서도 하루에 3, 4시간만 자면서 강행군을 했다고 하는데, 극심한 피로로 인한 기허 난청이 온 것이었다.

그녀의 맥진 결과로 봤을 때 기허뿐만 아니라 신경을 많이 쓰느라 비장 기능이 떨어진 상태였고, 간장맥에도 촉맥이 보이는 것이 간 기능까지 안 좋아져 있었다. 기운을 너무 많이 소진해 허해진 상태에서 귀의 유모세포까지 에너지가 전달되지 못한 것이다.

치료는 3개월간 한약, 추나, 도침, 화타침, 약침 등으로 했다. 그녀는 치료 초기부터 호전 속도가 빨랐는데, 치료 5회차에 주관적으로 강도를 평가하는 척도인 VAS에서 이명과 먹먹함이 3으로 줄어들 정도였다. 그후부터는 호전과 악화를 반복했는데, 특이한 점은 잠이 부족할 때마다 증상이 악화됐다는 것이다.

치료 초기에는 공진단을 복용하면서 밤 10시에는 꼭 잠자리에 들었고, 잠을 충분히 잔 다음날은 호전된 상태가 잘 유지됐다. 그러나 취침 시간이 11시로 1시간만 늦어져도 이명은 악화되었다. 그러다가 치료 17회차 이후가 되었을 때 VAS가 0이 되어 이명과 난청에서 완전히 회복되었다.

60데시벨은 난청의 경계선이다

영숙(가명) 씨는 두 달 전 돌발성 난청이 재발해 이비인후과에서 진료를 받았으나 호전이 없었다면서 찾아왔다. 1년 전 처음 난청이 생겼던 때에는 스테로이드를 복용하고 호전됐는데 이번에는 소용이 없었다고 한다.

그녀는 왼쪽 귀의 이명과 먹먹함을 가장 불편해했는데, TV 잡음 같은 중간음의 이명 소리가 시간대별로 커졌다 작아졌다 하는 양상이었다. 강도는 어떤지 물었더니 "겨우 참고 견디는 정도예요"라고 했다. 그나마 오른쪽 귀는 먹먹한 증상이 가끔 나타나는 정도였다.

그 외 증상으로 가지고 있는 것은 코골이와 비염이 있었다. 한 달 전부터 눈앞이 아찔해지면서 시야가 흐려지는 어지럼증으로 힘들었고, 일주일에 3번 정도는 불면증과 함께 불안감, 우울감이 동반된다고 했다. 뇌파검사에서도 이런 증상은 감지됐는데, 스테로이드 부작용으로 나타났을 가능성도 있다. 그래서 난청에 스테로이드의 장기 복용은 권장되지 않는 것이다.

영숙 씨는 현재 손주를 돌보는 육체적 과로를 겪고 있었다. 몇 달 전에는 아기가 넘어져 다쳤을 때 심한 스트레스를 받으며 혈압이 급격히 상승하는 경험을 했다고 한다. 또 1년 전 처음 오른쪽 귀에 난청이 생겼을 때는 어머니를 간병하면서 피로가 쌓였고 한여름에 더위를 먹고 난 후였다고 한다.

환갑이 지나자마자 손주를 돌보기 시작한 영숙 씨는 육체적으로도 몸이 소진된 상태였지만 정서적으로도 매우 힘들어했다. 그녀가 가장 힘들다고 한 것은 아이를 돌보는 것보다는 퇴근한 딸과 사위에게 저녁밥을 차려주는 것이었다. 환자들 중에 이런 경우를 상당히 많이 볼 수 있는데, 마치 일이 다 끝났는데도 또 다른 일이 밀려들어와 투잡을 뛰는 것 같은 정서적 스트레스를 겪는 것이다. 이걸 해결하고 쉬어야만 나을 수 있다고 했더니, "저녁은 너희 집에 가서 먹어라"라고는 차마 말하지 못하고 결국 반찬을 사가지고 오는 것으로 해결했다. 조금이라도 용돈을 받는 것이 미안해서 저녁을 챙겨주려는 것이다.

환자는 6밴드 청력검사로 왼쪽 55.4dB, 오른쪽 57.1dB의 중고도 난청이었는데도 난청보다 이명을 더 괴로워했다. 스트레스가 심해질 때는 이명 강도가 일시적으로 증가하는 양상도 있었다. 육체적

피로와 정신적 스트레스가 겹쳐 기혈이 모두 부족한 것이 난청의 근본 원인이었기 때문에 체력을 회복시키는 치료에 중점을 두었다. 치료는 3개월간 약침, 화타침, 추나, 한약, 소리재활훈련 등으로 실시했다. 내원은 11회 정도 했는데, 대신에 집에서 스마트폰으로 하루에 한 시간씩 하루도 빠짐없이 소리재활훈련을 열심히 했다.

특이사항은 치료를 시작한 지 한 달 정도 되었을 때 있었다. 우측 귀에서 '웅~' 하는 이명 소리가 평소보다 크게 커졌고 2시간 정도 지속됐다고 한다. 그러나 자고 일어나니까 이명이 사라졌고 이후에 다시 이명이 간헐적으로 들리긴 했지만 강도는 반으로 감소했다. 난청에서도 효과가 있어서 왼쪽 귀는 정상(23.3dB)으로 회복했고, 오른쪽 귀는 중고도난청에서 중도난청(41.4dB)으로 상당한 회복세를 보였다.

한의원에서 환자들이 가장 빈번하게 고통을 호소하는 것은 사실 안 들리는 것보다는 이명 소리다. 특히 경도난청 환자들은 생활하는데 큰 불편함을 못 느껴서 병원을 찾지 않는 경우가 많은데, 이명이 있으면 일상생활에 직접적인 영향을 주기 때문에 고통을 더 크게 느껴 병원을 찾는다.

이명은 대부분이 청력 저하를 동반하는데 청력이 떨어진 주파수대에 유모세포 손상이 있다. 이명이 없다는 건 유모세포가 건강해서일 수도 있지만, 유모세포가 완전히 손상되어 귀가 완전히 먹었을 때에도 이명은 없다. 들리지 않으니 이명 소리도 들리지 않는 것이다.

　소리재활훈련(TSC)은 잘 안 들리는 소리를 듣기 위해 뇌가 노력하게 만드는 것이다. 예를 들어 강의를 듣는데 강사가 목소리를 작게 내면 귀를 쫑긋하고 들어야 한다. 소리재활훈련은 점점 더 작은 소리도 들을 수 있도록 청력역치를 점점 낮춰가는 것이 목표다. 강한 소음이나 원치 않는 소음에 장기간 노출됐을 때 유모세포는 손상을 입는데, 어느 소음에 어느 주파수 유모세포가 망가졌는지 그 소리를 찾기 위해서 역치는 중요하다. 들릴랑 말랑 안 들리는 소리를 듣느라 귀를 기울이다 보면 그 자극에 에너지가 살아난다는 것이 TSC(역치음향조절) 기술의 이론이다.

　소리재활훈련을 시작하면 유모세포가 건강해지면서 이명이 오히려 심해지는 과정을 겪기도 한다. 이명은 50데시벨에서, 난청은 60데시벨에서 가장 민감하게 느끼기 때문에 겪는 현상이다. 그래서 소리재활훈련의 효과를 가장 높이는 방법은 청력손실 구간 중에서 50~60dB과 가까운 주파수대에서 치료를 시작하는 것이다.

　난청의 치료는 경계선이 60데시벨로 이명보다 조금 높다. 청력역치가 90데시벨인 환자 A씨는 치료 후 70데시벨이 되었고, 청력역치가 65데시벨인 환자 B씨는 치료 후 59데시벨이 되었다고 해보자. 그러면 누가 치료 효과를 더 크게 느끼게 될까? A씨는 범위가 20dB이나 내려갔지만 "아직 모르겠는데"라고 하고, 6dB밖에 안 내려간 B씨는 "저 엄청 좋아졌어요"라며 더 좋아할 것이다. 60dB을 경계선

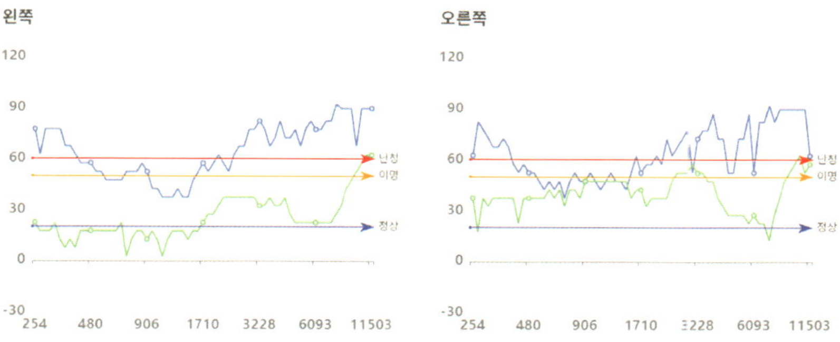

그림 2-4 **이명이 심했던 난청 환자의 치료 전후 비교**

으로 가장 명확한 차이를 느끼기 때문이다.

난청보다 이명의 고통이 더 심했던 사람은 이명이 치료되면서 난청이 있는지 몰랐다가 알게 되고, 숨어 있었던 난청 때문에 힘들어할 수 있다. 이명보다 난청의 고통이 더 심했던 사람은 난청이 치료되면서 숨어 있는 이명이 드러날 수 있다. 청력이 좋아지면서 안 들리던 이명 소리가 다시 들리는 것이다. 이때 청력검사를 하면 이명이 심해졌어도 청력은 좋아져 있다. 치료 초기에 이명이 호전과 악화를 반복하는 건 정상적인 과정이다. 꾸준히 치료를 지속해야 결국엔 효과를 제대로 볼 수 있다.

난청 치료에서 보청기를 선택한 사람의 경우에도 마찬가지다. 청력손실이 60dB이 넘는 중고도난청부터 보청기를 고려한다고 해보자. 보청기를 하려면 미세청력검사는 필수다. 최소한 16밴드 이상의 순음청력검사를 실시한다. 이때 난청 구간이 나타나는 주파수가 하나만 있으리란 보장은 없다. 300Hz에서도 난청이 있고 4,000Hz, 7,000Hz에서도 난청이 있어서 말소리를 못 알아듣는다고 해보자. 어느 구간의 소리가 잘 들리도록 도와야 할까? 어떤 목소리는 들리고 어떤 목소리는 못 듣는다는 건 이유가 있다. 청각사는 이 3개를 놓고 '듣는다'의 상태가 가장 빨리 좋아지게 하는 방법을 찾아야 한다. 여러 군데가 망가져도 처음부터 3개를 다 듣게 하는 것은 힘들다. 그래서 60dB에 가장 가까운 헤르츠를 건드린다는 원리로 보청기를 조율할 줄 아는 청각사가 필요한 것이다.

이걸 잘못하면 보청기를 맞췄는데 더 안 들린다는 소리도 나온다. 게다가 유모세포는 컨디션이 가변적이라서 수시로 가서 조율해야 하는 상황도 발생한다. 치아 임플란트 시술을 하고 수시로 가서 조이는 것과 같다. 그러니 귀찮다는 사람도 많고, 보청기를 맞춘 사람들 중 2명에 1명꼴로 안 쓰고 있다는 말이 있는 것이다.

Chapter 9

감정으로 혈이 소모되면 난청이 온다

· 지친 유모세포와 감정의 뇌

· 스트레스, 분노로 열이 치솟는다

· 열을 식히는 음양 밸런스가 깨지다

· 신경이 흥분하면 귀는 침묵하지 못한다

지친 유모세포와
감정의 뇌

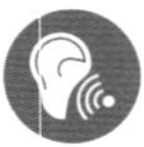

난청의 병인을 한의학 문헌에서 가져와 표현하면 노권(勞倦), 칠정 (七情), 식적(食積), 이 3가지가 대표적이다. 체력이 떨어졌느냐, 마음이 상했느냐, 밥을 잘못 먹었느냐, 하는 문제가 가장 많다. 이것은 지산맥동이론으로 난청을 분류한 기 순환장애, 혈 순환장애, 중초 순환장애와 같은 맥락이다. 몸이 지치면 유모세포도 지쳐서 무기력해진다. 유모세포도 기분 나쁘면 일을 안 하고 화나면 드러눕고, 배고프면 안 움직인다.

9장에서는 혈 순환장애로 오는 난청에 대한 임상 사례들을 살펴볼 것이다. 스트레스로 마음 졸이고 어떤 사건을 겪어 충격을 받았을 때 몸속에서는 특히 혈의 소모가 극심해진다. 칠정상은 감정으로 인해 몸이 상한 것을 말하는데, 이것은 귀와 뇌에 어떤 영향을 줄까?

이명은 여러 가지 이유로 발생한다. 내이의 유모세포 손상으로 인해 빚어진 잡음이 잘못된 정보로 대뇌 청각피질에 전달되어 잡음을 느끼는 것이라는 기전이 많이 알려져 있다. 그런데 외부 소리와 상관없이 순수하게 감정적, 정서적 문제로 인해 뇌의 혼란이 빚어짐으로써 그 신호가 유모세포에 자극을 주면 이명이 발생하기도 한다.

난청과 이명을 일으키는 원인 중 하나는 감정의 뇌라고 부르는 대뇌변연계(limbic system)의 문제다. 대뇌변연계는 대뇌피질, 뇌량, 시상하부 사이의 경계에 위치한다. 인간의 본능적인 감정, 욕망을 관리하는 역할을 하며, 스트레스를 조절하는 핵심 부위가 대뇌변연계에 속하는 편도체(amygdala)라는 곳이다(그림 1-7 참조). 편도체는 인간의 감정, 욕망, 감성 등을 관리하는 곳이다 보니, 뇌의 피로를 유발하는 정신적인 문제, 분노, 질투, 탐욕, 욕구 등이 조절되지 못하면 부담을 느낀다. 이것은 인간의 감각 능력에 좋지 않은 영향을 주는데, 내이의 유모세포에도 역시 마찬가지다.

난청 환자 중에는 아들이 코인 투자를 하다가 수천만 원을 날렸다든가, 아들과 의견 충돌로 크게 스트레스를 받았다든가, 이혼 재판 중이라든가, 친구의 배신으로 충격을 받았다는 사연을 가진 사람들이 많이 있다. 인간의 감정, 욕망으로 인해 기능적 문제가 생기면 심적인 컨트롤이 안 되고 뇌에 혼란을 유발한다. 그래서 뇌를 피로하게 만드는 원인을 찾아내고 그것을 극복하려고 노력하는 것이 난청, 이명의 치료에는 필요하다.

세상에서 가장 힘든 게 자신의 마음을 다스리는 것이다. 소리를 듣는다는 것은 기분에 따라 상태가 다르다. 어떤 때는 잘 들리는데 신경이 딴 데 가 있으면 상대가 아무리 열심히 떠들어도 내 귀에 안 들어온다. 맥진을 보면 그런 상태를 모두 알 수 있다. 자녀로 인해 속 썩거나, 시어머니와 문제가 있거나, 손자 손녀를 보는 게 너무 힘에 부친다는 난청 환자를 임상에서 많이 볼 수 있다.

인간의 7대 감정을 한의학에서는 칠정이라고 하는데, 기쁨, 분노, 근심, 사려, 슬픔, 두려움, 놀람(희노우사비공경喜怒憂思悲恐驚)이다. 칠정이 절제가 되지 않아 인체가 상하는 병증을 칠정상이라고 한다. 『동의보감』에 보면 다음과 같이 칠정을 관리하는 오장이 각기 배치되어 있다.

"분노하면 쉽게 간이 상하고, 기쁜 것(유쾌함)이 지나치면 심장을 상한다. 사려가 과다하면 비장을 상하며, 너무 슬퍼하면 폐를 상하고, 두려움에 사로잡히면 신장을 상한다. 또 분노하여 간기(肝氣)가 울체하면 기(氣)가 위로 올라가는데, 혈이 기를 따라 역상하여 두통, 이명, 어지럼증 등이 나타난다."

이어서 살펴보면 마음을 상하게 하는 것은 기능적 증상의 발현으로 이어진다는 걸 알 수 있다. "유쾌함이 지나치면 심장의 기혈이 줄어들어 정신을 집중하지 못하고, 사려 과다로 비장을 상하면 기가 뭉쳐서 피로하고 소화가 되지 않는다. 애통하거나 근심이 지나치면 폐를 상해 기가 소진하고, 두려움이 지나쳐 신장을 상하면 기가 내려가 요실금, 월경 과다 등이 나타난다. 놀람은 일순간에 일어나는 정서 변화로 심장과 신장을 상하게 하고 기가 어질러져 창백해지거나 홍조가 나타나기도 하고, 정신을 잃기도 한다.”

칠정은 본디 정상적으로 일어나는 활동이다. 그런데 갑작스럽거나 극렬한 변화가 발생하거나 문제가 해결되지 않고 장기적으로 자극이 지속되는 경우에는 정상 범위를 벗어나 생리적 기능에 영향을 주고 기혈과 장부의 기능을 어지럽혀 직접적으로 내장을 손상시킨다. 마음의 에너지가 많이 손실되면 주로 나타나는 것이 간화(肝火), 심화(心火)이며 열이 귀까지 치솟아 울체되고 어혈 정체로 미세 순환이 되지 않아 난청을 일으키는 것이다.

50대 중반의 여성이 왼쪽 귀에 경도난청이 왔다며 내원했다. 이미 5년 전 오른쪽에 난청이 온 상태여서 왼쪽까지 안 들리면 심각해질 상황이었다. 가지고 온 청력검사지를 보니 오른쪽 고도난청, 왼쪽 경도난청으로 장애 6등급이었다. 그런데 다시 해본 청력검사에서 왼쪽이 이미 중도난청까지 나빠진 상태였다.

게다가 환자는 양쪽 뺨으로 마비감이 위로 올라오는 느낌이 들고 두정부가 시리다고 했다. 당뇨병도 있는 데다가 일이 고되고 시어머니를 모시고 살면서 스트레스가 항상 많다고 했다. 맥진검사를 봤더니 심장, 간장, 소장의 맥상이 울고 있고 신양허(腎陽虛) 상태라 서늘한 물이 몸에 고여 위로 뚫고 올라가지 못하는 상태였다. 참고 지내면서 가슴에 맺힌 것이 많은데, 참고 참으며 살다가 심신이 지쳐 있

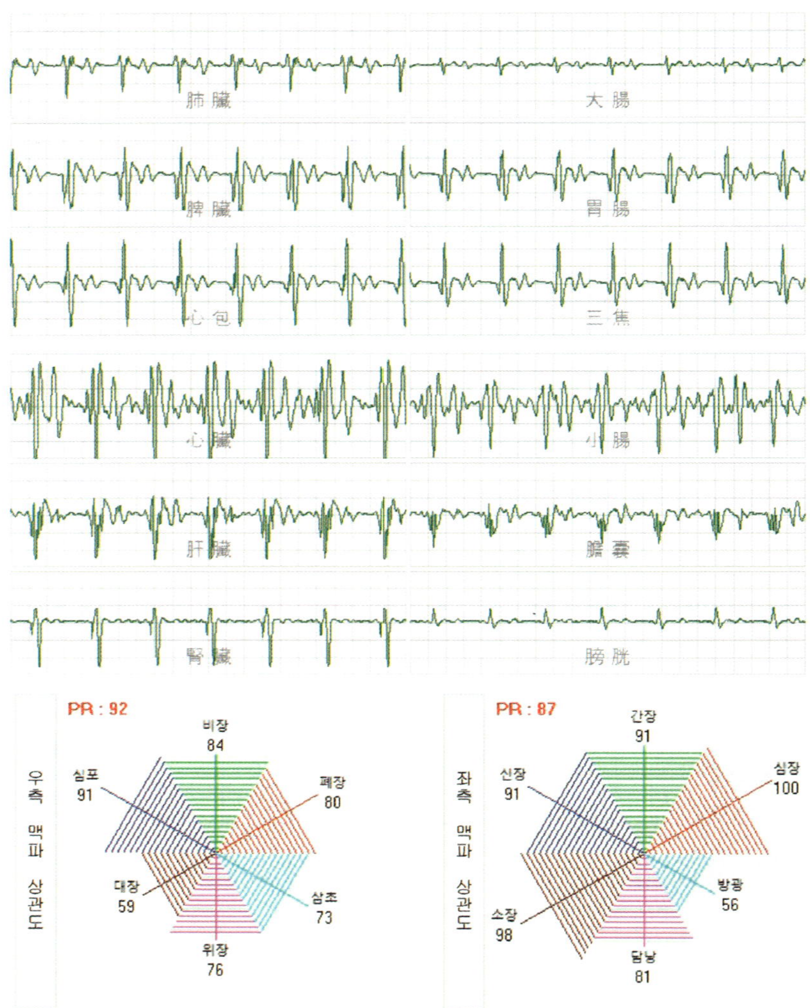

그림 2-5 **마비감이 있는 돌발성 난청 환자의 맥**

는 상태에서 쌓인 것이 터져 귀가 나가버린 것이다.

이 환자는 한의학적 분류로 해석하면 혈장부 중에서도 간의 기운이 울체되어 비위까지 공격해 기능을 떨어뜨린 결과로 난청과 여러 증상이 발생한 것이다. 맥상에서 간장이 울고 있기 때문에 그와 상통 장부인 대장도 싸늘해져 있고, 긴장 속에서 기를 못 펴고 살아와서 비장은 신경 쓰고 소장은 안절부절하다. 또 부부 관계인 심장과 담낭은 낙심, 낙담의 맥상을 보였다.

치료는 4개월간 한약(온담탕, 가미소요산), 머리와 귀에 작용하는 약침을 쓰면서 소리재활훈련을 했다. 그 결과 다행히 얼굴의 마비감도 없어졌고 왼쪽은 정상 청력을 회복했다. 또 오래된 고도난청이었던 오른쪽 귀까지 중고도로 회복되는 반응을 보였다.

스트레스,
분노로 열이 치솟는다

지산맥동이론에서 전신의 혈 순환에 관여하는 장부는 간·대장·심장·담이다. 그중에서도 간·대장은 상통(相通) 관계를 이루면서 피를 해독하고 관절이나 근육에 영양 공급을 해주는 조절 센터다. 만약 스트레스를 받게 되면 간기가 울체돼서 소설(疏泄) 작용이 안 된다. 간의 핵심적인 생리 기능은 막힌 것을 뚫고 풀어주는 작용인데 이것이 한의학에서 말하는 소설 작용이다. 전신의 기가 원활하게 흐르도록 소통시키며 전신으로 퍼져나가도록 해주는 것인데, 만약 스트레스나 감정 문제가 생기면 소설 작용이 막혀 답답함, 소화 불량 등이 나타난다.

70대 중반의 영수(가명) 씨가 그런 경우였다. 간·대장의 상통 작용이 잘 안 돼서 오랫동안 간의 해독 능력이 떨어졌고, 신경을 많이 쓰면서 수면장애로 만성적 피로가 쌓여서 나타난 노인성 난청이었다.

주요 증상은 뇌명과 이명, 중도난청(48.3dB)이었고, 그밖에 만성 비염, 코골이, 수면장애에 악몽을 꿨고, 척추관협착증도 있었다. 또 전립선비대증이 있어서 자다가 한두 번은 꼭 화장실에 갔다. 처음에 환자가 제일 괴롭다고 한 것은 허리에서부터 허벅지까지 찬바람이 들어오고 시린 증상이었다. 그런데 나중에는 젊은 시절 결혼하고 나서부터 악몽을 꿨던 탓에 오랫동안 숙면하지 못한 것이 실은 가장 괴롭다고 말해주었다.

영수 씨가 처음 이명이 발생한 것은 10년 전이었다. 한방병원에서 치료받고 좋아졌다가 5년 전에 다시 재발했고 1년 전부터는 뇌명까지 생긴 것이었는데, 이비인후과와 여러 한의원을 다니면서 치료하느라 많이 지쳐 있는 상태로 보였다.

치료에는 한약(귀비지황탕), 화타침, 약침, 추나, 뇌파훈련, 소리재활훈련을 병행했다. 2개월이 지났을 때부터는 오른쪽 귀에 호전이 있어 경도난청(39.4dB)으로 내려왔다. 이명 소리는 줄어들고 뇌명은 부드러워져서 살 만해졌다고도 했다. 비염과 코골이도 호전되었고 악몽은 조금 덜 꾸게 되었다고 한다. 허리가 시리고 아픈 통증도 줄어들었는데, 간 기능의 회복을 위해 침, 추나, 한약을 집중했기 때문이었다.

다만 영수 씨는 여러 복합적인 증상들이 너무 오랜 기간 고착화돼서 금세 드라마틱한 변화가 있는 건 아니었다. 특히 결혼 생활에서 깔끔하고 예민한 부인에게 잔소리를 들으며 긴장한 상태를 지속하다 보니, 신장·삼초의 상통 작용이 어긋나 있었다. 젊었을 때는 에너지가 있어서 견뎠겠지만, 맥진을 보면 신장·삼초맥이 쪼그라들어 있는 것이 힘을 못 쓰고 있었다. 그러니 욕구불만, 화병, 수면부족으로 인해 귀의 건강이 좋아지는 데 한계가 있는 것이다.

영수 씨의 경우 지산맥동이론으로 풀어보면 발병의 원인 장부가 간에 있다. 10년 전 처음 이명이 발생했을 때 스트레스에 잘 대응하기 위해 간의 해독력을 올리고 피를 맑게 하는 노력을 했어야 했다. 그러나 생활 관리에 신경쓰지 못함으로써 청신경에 어혈(독소)이 쌓여 이명, 뇌명, 난청까지 진행한 것이다. 추나, 약침, 한약으로 간·대장 상통에 집중해 혈의 해독 시스템을 살려놓으니 호전되기 시작했다는 것이 그 증거다. 간에서 스트레스 환경에 저항할 수 있는 힘이 생겨 피가 맑아지면서 머리로 혈류가 제대로 가기 시작한 것이다.

조금 다르게, 간·대장의 상통 관계에서 특히 대장에 발병의 시발점이 있는 경우가 있다. 70대 초반의 병철(가명) 씨는 봄가을만 되면 늘 소화불량이 왔다. 역류성 식도염으로 소화가 안 되면 미식거리고 어지럼증도 동반되었다. 이런 분들은 과민성대장증후군이나 신경성 소화불량을 갖고 있어서 몸에서 독소(특히 가스) 처리를 잘 못해서 쌓이다가, 간을 타고 들어가서 피가 탁해지는 경우가 많다. 그렇게 생긴 어혈이 귀로 가서 이명, 난청이 되는 것이다.

병철 씨는 경비 일을 하고 있는데 과로로 인해 목과 어깨 통증, 허

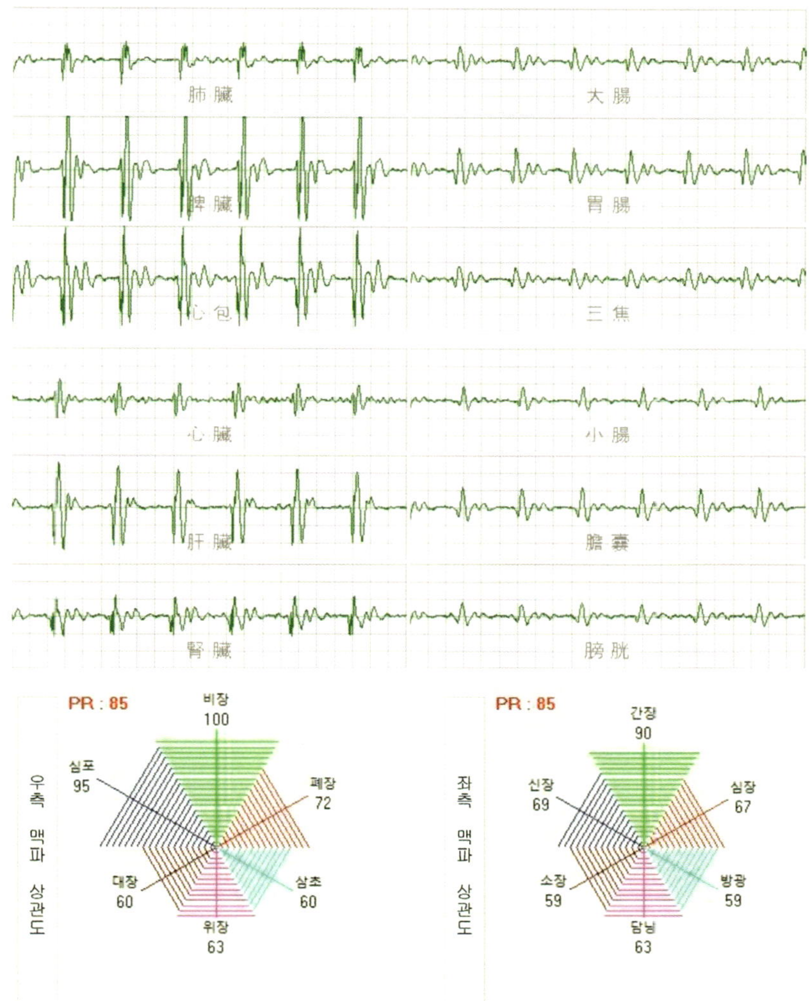

그림 2-6 **간의 해독력이 떨어진 환자의 맥**

리 통증, 무릎 통증, 손목 통증 등에 늘 시달려 왔다. 한의원에 내원
했을 때 뇌파검사 상의 특이사항은 분노조절장애였다. 아내에게 조

그만 일에도 욱해서 화를 내고 짜증 내고 신경이 날카로워져 있었던 것이다.

사실 이분은 10년 전 오른쪽에 돌발성 난청이 왔고 스테로이드 주사 치료 후에 회복된 적이 있었다. 그런데 이번에는 이비인후과 검사에서 왼쪽 경도난청, 오른쪽 중도난청 진단을 받고 보청기를 권유받아 맞춰놓은 상태였다.

나이가 적지 않은데 주야가 바뀐 생활을 하다 보니까 해독 시스템에 문제가 생긴 환자에게 대장을 회복시키는 처방을 하면서 치료를 시작했다. 독소와 어혈이 생기지 않도록 음식 조절에도 신경쓰게 했다. 치료는 한약(귀비지황탕)과 소리재활훈련 위주로 했고, 추나와 약침은 시간날 때마다 가끔 했다. 3개월이 지났을 때 청력검사에서 오른쪽은 여전했지만 왼쪽이 정상으로 회복됐다. "보청기 안 껴도 잘 들려요." 환자는 그렇게 말했다.

열을 식히는
음양 밸런스가 깨지다

"왜 이렇게 속이 부글부글 끓고 화가 났어요?" 여장부 스타일의 50 대 환자 은영(가명) 씨에게 그렇게 물었다. 맥을 보니 씩씩한 사람이고 기 순환체계는 괜찮은데, 심장맥은 뚝 떨어진 채 슥상해서 부글부글 화를 끓이고 있고 담맥은 추워서 오그라들어 있었기 때문이다. 전형적인 간·대장·심장·담의 혈 순환장애로 난청이 온 사람으로 보였다.

은영 씨는 여성이지만 동네에서 이장 일을 맡고 있었다. 사람을 많이 상대하지만 서글서글하고 에너지가 좋아서 그거 스트레스가 되지는 않았을 것 같았다. 상담해보니 그녀는 성인이 된 아들이 속을 썩인다며 코인 투자를 하다가 1억 원을 날려먹은 이야기를 털어놓았다. "아이고 이놈의 자식아" 화를 내다가 그 충격으로 간장맥이 뚝 떨어져 나타난 것이다. 간장의 소설 작용이 몹시 저하됨으로 인해 발생한 돌발성 난청이었다.

은영 씨는 처음에 대학병원에서 일주일간 입원해 있다가 개인 이비인후과로 옮겨 고막주사를 맞고 있었는데, 의사가 "고막주사만 맞지 마시고 한의원에 가서 치료를 병행해보세요"라고 했다는 것이다. 매우 드물게 있는 사례였다. 특이사항으로는 1년 전에 오른쪽 귀에 대상포진이 와서 8번 뇌신경(전정와우신경)이 손상된 바가 있다고 했다.

치료는 머리와 귀에 작용하는 약침을 놓고 한약으로 혈 순환장애에 탁월한 가미개울탕을 처방했다. 추나와 소리재활훈련도 병행해서 45.9dB의 중도난청이던 오른쪽 귀의 청력이 정상(16.0dB)으로 돌아왔다. 맥진과 처방과 치료가 딱 들어맞는 사례였다.

간이나 심장에 화가 치솟으면, 열을 식히기 위해 찬물을 끼얹듯이 밸런스를 맞추는 작용이 일어나야 항상성을 유지하는 건강한 상태가 된다. 그런데 그런 음양 밸런스가 깨지면 문제가 생기고 질병의 원인이 돼버린다.

40대인 지영(가명) 씨는 1년 전 머리가 멍해지면서 왼쪽에 돌발성 난청이 발생하고 이명, 어지럼증이 함께 몰려와 대학병원에 입원했다고 한다. 처음에는 청력검사가 안 될 정도로 전혀 들리지 않았는데 MRI, CT검사상 뇌혈관은 정상이었다. 이후 통원치료를 하면서 스테로이드 고막주사, 약물 복용도 했다고 하는데 당시엔 별 효과가

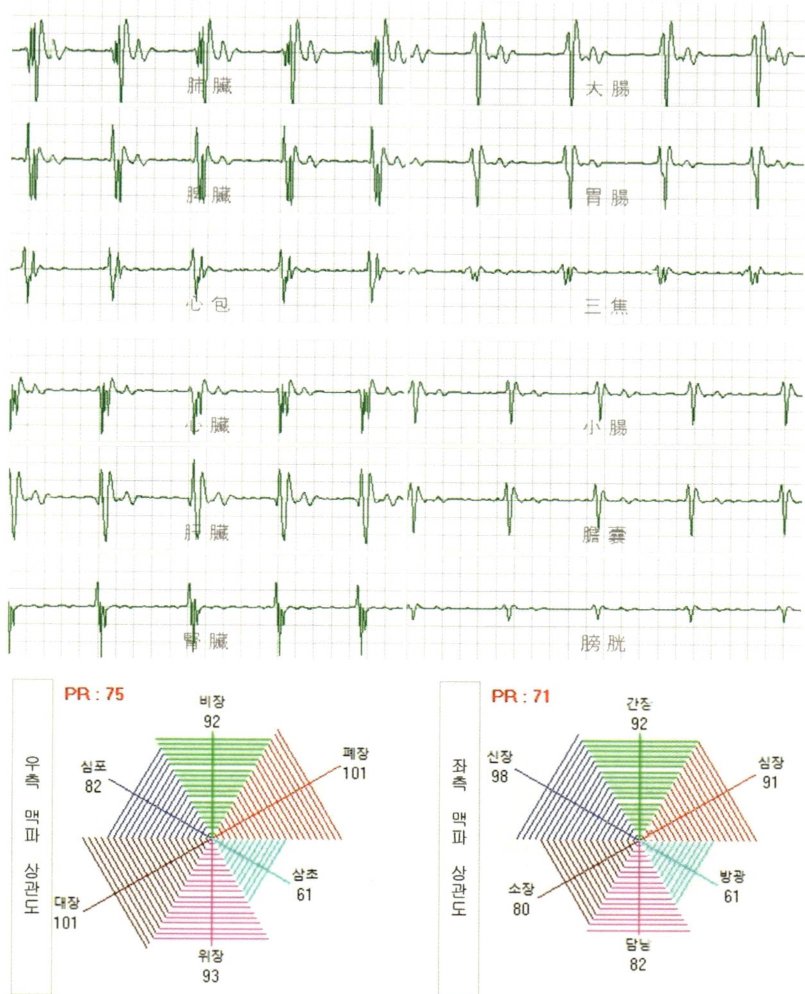

그림 2-7 **화가 끓고 있는 환자의 맥**

없었단다. 고압산소치료 30회를 거치면서 고도난청으로 회복했지
만 이제 겨우 40의 나이에 보청기를 낄 수는 없어서 치료를 종료한

채 1년을 보냈다고 한다.

환자가 한의원에 내원했을 때는 경도난청 상태였고 웅웅거리면서 들리고 가끔 휘청거리기도 했으며, 어지럼증 약과 혈액순환제를 복용하고 있었다. 게다가 잠복결핵 약까지 먹고 있었고 치료받는 동안에도 감기가 끊이지 않았다.

지영 씨의 맥진과 맥동(왼쪽 93, 오른쪽 92)을 분석하면 혈 순환장애가 와서 심장과 담낭의 상통 작용이 안 된 것이다. 그중에서도 돌발성 난청을 일으킨 진짜 범인은 담낭이었다. 담낭의 기능 장애로 인한 울체성 난청이었던 것이다. 그 결과 정서적으로 불안하고 잠을 못 자고 스트레스로 인해 맺히고 막혀서 소화장애가 일어나 울렁거리고 어지럽고 이명까지 동시에 온 것이다.

자세한 이야기를 털어놓지는 않았지만 지영 씨는 돌발성 난청이 오기 전에 정신적으로 큰 충격이 될 만한 어떤 사건을 겪었을 것이다. 그로 인해 심장이 흥분해서 과열되었을 때 담낭이 그것을 완화하여 정신적 불안으로 확대되지 않도록 기능했어야 하는데 그걸 조절하지 못했던 것이다. 그래서 심화(心火)가 담낭 울체를 만들고 머리와 귀까지 영양 공급이 제대로 안 되어 난청이 온 것이다.

한의학의 병리적 개념으로 심담허겁(心膽虛怯)이라는 것이 있다. 이명이 됐든 난청이 됐든 어지럼증이 됐든 심장·담의 상통에 문제가 생기면 심담허겁 증상이 생긴다. 몸의 엔진에 해당하는 심장이 안정이 안 돼서 두근두근하고 신경써서 잠 못 자고 작은 일에도 놀

랄 때, 심장을 컨트롤하는 담낭까지 허약해져서 변속기 작용을 못하는 것이다. 그 결과 심장의 화(열)가 위로 올라가서 유모세포가 공격당해서 망가진 현상이 심담허겁으로 오는 난청이다.

소화가 잘 되는 음식을 먹으면 담즙의 분비가 잘 이루어져서 영양 공급이 잘 되는데, 이게 원활하지 않으면 어지럽고 메슥거리고 울렁거리고 귀는 소리 나고 잠은 못 자고 심장은 두근거리고 항상 열이 떠 있고(허열) 불안정하다. 현대인들은 이런 상태에 흔히 노출돼 있다. 지영 씨도 맥동이 빠른 걸 보면 엔진(심장)이 과열된 것이다. 유모세포에 열은 계속 들어오고 영양은 안 주는 상태에서 계속 일만 시키고 혹사를 당하니까 기능이 떨어져버린 것이다.

지영 씨의 치료에는 결국 편안한 마음, 맑은 머리, 증서적 안정이 필요했다. 그래서 한약으로는 귀비온담탕을 쓰고, 추나는 가슴과 흉곽을 풀어주어 순환을 좋아지게 하는 데 초점을 맞췄다. 또 복부의 횡격막을 이완시켜 심장의 벌렁거림이 빨리 가라앉을 수 있게 했다. 침과 약침은 심장을 안정시키고 심장과 담의 상통을 위해 신문혈(神門穴) 등에 썼고, 어혈을 제거하는 방향으로 잡았다. 그리고 소리재활훈련은 안 했지만 내원할 때마다 뇌파훈련을 열심히 했는데 이것이 주효했던 것으로 보인다.

6개월 후 지영 씨는 왼쪽 청력이 38.4dB에서 29.1dB, 오른쪽이 19.2dB에서 5.0dB로 점차 완화되었다. 난청보다 괴로웠던 이명과 어지럼증이 중요했는데, 시각적 아날로그 척도(VAS)로 각각 이명은

7에서 2로, 어지럼증은 6에서 3으로 좋아지게 되었다. "이제 살 만해요." 그녀는 그렇게 말했다.

7에서 2로, 어지럼증은 6에서 3으로 좋아지게 되었다. "이제 살 만해요." 그녀는 그렇게 말했다.

232

신경이 흥분하면
귀는 침묵하지 못한다

　이명 환자들은 귀에서 소리가 나지만 실제로는 뇌의 피로, 마음의 피로, 감정의 소모가 공통적으로 나타난다. 사실 귀는 소리를 만들어내는 기관이 아니다. 소리를 전달받아서 뇌로 보내는 통로로서 역할을 할 뿐이다. 그 과정에서 뇌가 지치거나 신경이 예민해지거나 감정이 소진되면 아무 문제 없는 신호도 '소리'로 왜곡되는 것이다.

　60대 초반의 성호(가명) 씨는 맥진을 보니 모든 맥들이 전부 밑으로 가라앉아 있고 심신의 긴장도가 높았다. 몸과 마음이 모두 몹시 지쳐 있고 감정적으로 불안, 우울, 근심이 가득한 것으로 보였다. 양쪽 귀에 심한 이명이 있은 지가 10년 이상 되었다고 하는데, 청력검사를 보니 양쪽 모두 경도난청이었다. 난청과 이명이 비례하는 건 아니기 때문에 청력손실이 가볍다고 해서 이명이 약할 것이라는 예상은 대체로 틀리다. 이분은 이명의 고통이 너무 심해서 자살까지 시도한 적이 있을 정도였다.

이명은 실제 소리라기보다 신경이 과민해진 상태에서 생기는 현상이다. 한의사가 맥진을 도구로 쓰는 것은 이런 신경 반응을 숫자가 아닌 정성적 분석으로 흐름을 읽기 위해서다. 수치를 가지고 정상, 비정상으로만 구분하는 것이 아니라 얼마나 예민한지, 얼마나 지쳐 있는지, 얼마나 막혀 있는지 분석하는 것이다.

성호 씨는 10년이 넘게 수많은 이비인후과에 다니면서 검사를 받고 치료를 받았다. "어느 이비인후과에서는 유모세포가 녹아서 방법이 없다고 했어요"라고 그는 말했다. 그러다가 턱관절 치료를 하는 어느 치과에서 턱 교정을 하면 낫는다고 해서 수백만 원이 드는 치료비를 마련하고 있었는데 지인이 소개를 해서 한의원에 왔다고 한다.

맥진검사지를 받아보고 물었다. "왜 이렇게 영육이 무겁고 지쳐 있어요? 간장은 상처받았고 머리는 계속 고민이 너무 심한데 또 마음은 울고 있어요. 무슨 일이 있었나요?" 맥들이 편안하지 않고 마치 비 맞은 것처럼 흘러내리는 것을 보니 심적으로 우울, 불안, 근심, 걱정, 고뇌 같은 것들이 가득한 분이었다.

그는 자신의 아들 이야기를 털어놓았다. 아들이 유럽 지역을 돌아다니는 원양어선을 타는 선원인데 외국인 선주와 사사건건 의견 충돌이 난다는 것이다. 그래서 지금은 그만두고 아시아 쪽을 도는 원

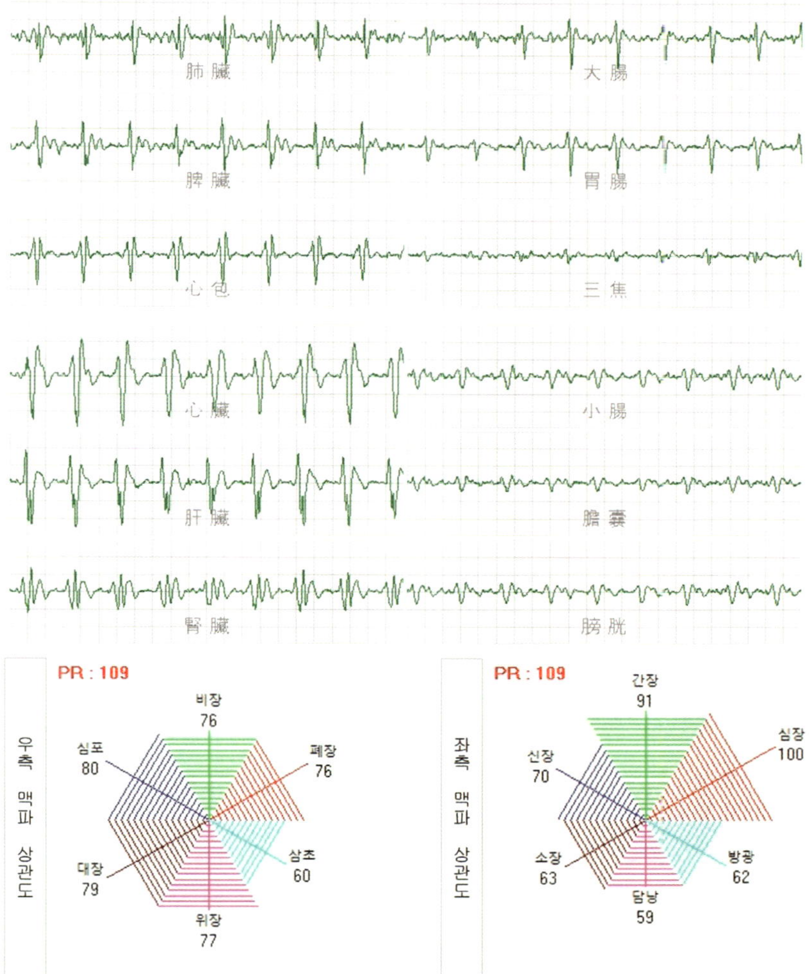

그림 2-8　**우울, 근심, 걱정이 가득한 난청 환자의 맥**

양어선을 타고 있다고 했다. 이분은 맥동도 엄청 빠른 걸 보니, 아들
에 대한 걱정이 심적 고통을 만들고 뇌에 과부하가 걸려 감당할 수

없을 정도로 이명의 고통을 심하게 만든 것이었다. 결국 혈 순환체계의 문제다.

성호 씨의 맥에서 제일 상처받은(촉맥) 장부는 간장이다. 간장이 새카맣고 울고 있는데, 자식 문제 때문에 해결되지 못한 고민을 묻어두고 끙끙 앓고 있는 것이다. 이런 상태에서는 몸이 건강할 수 없다. 게다가 병이 깊은 사람은 대체로 여러 가지 병인이 뒤섞여 있다. 간기울체와 간화도 있고 심화도 있고 기허, 신허도 있는 사람이 많은데, 성호 씨도 역시 기 순환장애까지 합쳐져 있었다.

한의학적으로 간은 감정을 조절하고 스트레스를 해소하며, 심장은 정신적 안정을 조절하고, 신장은 귀와 뇌의 근본 에너지를 저장하고 있다. 생각이 멈추지 않고, 사소한 소리에도 예민하고, 잠자리에 들면 이명 소리가 커지고, 불안, 초조, 억울함, 분노가 오래 쌓여 있는 것은 단순히 '기분'의 문제가 아니라 신경계가 계속 흥분 상태에 놓여 있다는 신호다. 오장육부가 균형을 이루지 못하고 어디선가 어긋나 뇌는 쉬지 못하고 귀는 침묵하지 못한다.

이분은 7개월간 일주일에 두 차례씩 내원해서 침, 약침, 소리재활훈련, 추나, 뇌파훈련 등을 받았다. 맥진 결과에 따라 혈 순환장애의 개선을 위주로 기 순환장애에 맞는 치료를 동시에 한 것이다. 그 결과 이명은 깨끗하게 사라졌고, 난청은 오른쪽 귀가 32.4dB(경도난청)에서 23.2dB(정상)로 치료 성과가 있었다. 다만 왼쪽 귀는 27.4dB에서 30.3dB로 나아지지 않았는데, 아들에 대한 걱정으로 생각이 멈추지 않았기 때문이다.

"어느 누구 할 것 없이 부모가 죽을 때까지 자식 걱정하는 건 맞죠. 그런데 걱정한다고 해결되는 건 아니니까 아들의 문제는 아들에게 맡기는 게 좋지 않겠습니까. 지금은 그나마 좋은 곳으로 항해하고 있다니까 아들 신경 그만 쓰고 환자분 몸에 신경쓰서요." 왼쪽 귀도 어떻게 하면 나아질 수 있겠냐고 묻길래 그렇게 답해주었다.

성호 씨는 한약을 쓰지 않고도 귀의 건강이 호전됐다. 소리재활훈련과 뇌파훈련을 열심히 한 덕분이기도 하지만, 여기서는 침의 역할에 주목하면 좋겠다. 침은 중추신경계를 자극하지 않고도 가장 예민한 말초신경을 자극함으로써 감각을 담당하고 있는 각 영역에 자극을 전달해 영향을 끼치는 원리다.

국제학술지《뉴런》,《네이처》 등에 발표한 논문 가운데에는 침의 원리를 규명한 연구들이 있다. 그중 많이 알려진 것으로 하버드대 의대에서 한의학 치료의 신경과학적 원리를 밝힌 연구가 있다. 침 치료가 전신의 염증을 제어하는 기전을 신경회로와 세포 수준에서 규명한 것이다. 통증에 쓰이는 혈자리로 족삼리(足三里)라는 곳이 있다. 무릎 아래 바깥쪽에 있는데, 여기를 자극했을 때 연구팀은 신호전달을 매개하는 특정 감각신경세포를 발견했다. 그로부터 시작해 좌골신경, 미주신경, 부신으로 이어지는 항염증 신경회로를 규명했다.

침은 물리적으로 말초신경을 자극하는 효과적인 신경조절 기술이다. 게다가 적절한 말초신경 자극은 뇌 안의 신경회로를 조절할 수 있다는 연구도 나와 있다. 침술은 말초신경을 자극함으로써 통증 조절, 신경전달물질 조절, 자율신경계 조절 등에서 효과를 보기 위해 쓴다. 구체적인 침법의 적용은 한의사가 동의보감을 공부했는지 사상체질을 공부했는지 각자의 연구 분야에 따라 다를 수 있지만, 기본 원리는 동일하다.

침은 신경을 활성화하는 자극을 준다. 잠이 오게 한다, 마음을 편안하게 한다, 체력을 북돋운다, 정력을 강하게 한다 등의 치료 목표에 맞는 침법이 따로 있어서 적절한 혈자리를 자극하면 우리 몸은 변화를 보인다. 난청 환자에게 침과 한약을 사용하는 목적은 기를 보태는 것(보기), 혈을 보태는 것(보혈), 맺힌 피(어혈)를 풀어주는 것, 체액이 순환되지 못해 쏠린 것(담음)을 풀어주는 것, 긴장과 스트레스 완화, 자율신경장애 해소 등이다.

"약침으로 맞으면 더 효과가 좋은 게 맞아요?" 이런 질문을 하는 환자가 심심찮게 있다. 약침은 한약재에서 추출, 정제 등의 방법으로 조제한 약액을 침놓는 자리에 자입하는 치료로, 실제로 효과가 더 빠르고 지속적이기 때문에 한의사들이 선호하는 치료법이다.

침의 자극은 찌르는 순간에는 통증이지만 그 신호는 곧바로 뇌에 전달된다. 이로써 호르몬 분비 같은 뇌의 활동에 영향을 주고 환자의 고통을 완화시키는 것이 그 원리다. 어느 혈자리에 침 자극을 주면 어느 부분이 변화가 생기는지 오랜 임상을 통해 가장 치료 효율이 높은 것을 찾아낸 것이 침법이다. 그래서 침 치료 후에 맥진검사와 노파검사를 해보면 그 변화를 확인할 수 있다. "침을 맞자마자 이명 소리가 바뀌었어요"라는 환자도 있다.

Chapter 10

막히고 쌓이고 뭉치면 난청이 온다

· 기혈을 연결하고 순환을 조절하는 센터

· 비위가 허약하면 귀가 먹먹하고 답답하다

· 습한 노폐물이 기혈 순환을 막는다

· 기저질환이 난청을 키울까?

기혈을 연결하고
순환을 조절하는 센터

난청을 한의학적으로 분류했을 때 기 순환에 문제가 생긴 것(8장), 혈 순환에 문제가 생긴 것(9장)이 있는데, 이런 경우들을 앞서 살펴보았다. 마지막으로 중초 순환장애를 다룰 것인데, 여기서 '중초'는 '연결'이라는 말로 바꿔서 생각해도 좋다. 우리 몸은 하나의 시스템으로 연결돼 있기 때문에 기 순환과 혈 순환이 서로 상관 없이 따로따로 움직이는 것이 아니다.

옛날 사람들은 얼굴을 안면(顔面)이라고 해서 안과 면을 구분했다. 눈과 코를 연결해 원을 그리면 이것은 '안'이며 혈 순환체계에 해당한다. 또 귀와 입을 연결해서 크게 원을 그리면 이것이 '면'이며 기 순환체계에 해당한다. 얼굴에서 안과 면을 뺀 나머지가 연결 역할을 하는 중초다. 안면을 중간에서 조절하고 통제하는 중추 센터, 즉 뇌의 기능을 하는 것이다. 만약 뺨이 떨린다든가 마비감이 있다면 그 것은 중초 순환의 문제다. 12장부에서 이 '연결'을 담당하면서 상통하는 장부가 비장·소장·심포·위다(12페이지 그림 참조).

몸통에서도 마찬가지다. 앞쪽(배)에서 큰 원을 하나 그려보자. 심장·담·간·대장이 입으로 먹어서 들어온 영양분을 취하는 혈 순환을 책임지고 있다. 뒤쪽(등)에서 원을 하나 또 그려보자. 폐·방광(척추)·신장·삼초가 호흡을 통해 에너지를 만드는 기 순환을 담당하고 있다. 그리고 비장·소장·심포·위는 중간에서 기의 운행과 혈의 운행을 컨트롤하는 연결 센터(중초)가 된다(182페이지 그림 참조). 중초 순환이 잘 안 되면 음식을 먹어도 배탈이 나고, 산소 공급이 원활하지 않아 에너지를 만드는 게 수월치 않고 빈혈이 생긴다.

난청은 사실 몸의 흐름과 상태에 대한 결과일 뿐이다. 그래서 한의사는 맥진을 봐야 치료 방향을 제대로 잡아나갈 수 있다. 같은 난청이라도 어떤 사람은 열을 내려야 하고, 어떤 사람은 기운을 보충해야 하고, 어떤 사람은 막힌 것을 풀어야 한다. 맥을 보지 않으면, 사람이 다른데도 처방이 비슷해져 효과는 들쭉날쭉하게 된다. 맥을 보고 원인을 짚어내야 처방은 정확한 조율로 이어진다.

영찬(가명) 씨는 70에 가까운 남성으로 중고등학교에서 교사로 근무하다 지금은 퇴직한 선생님이다. 6개월째 먹먹한 난청 증상이 심하게 나타났는데, 하루에 한두 번씩 귀가 막혔다 뚫렸다 하는 불편함이 있었다. "난청? 좋아질 수 있어"라는 지인의 말을 듣고 그

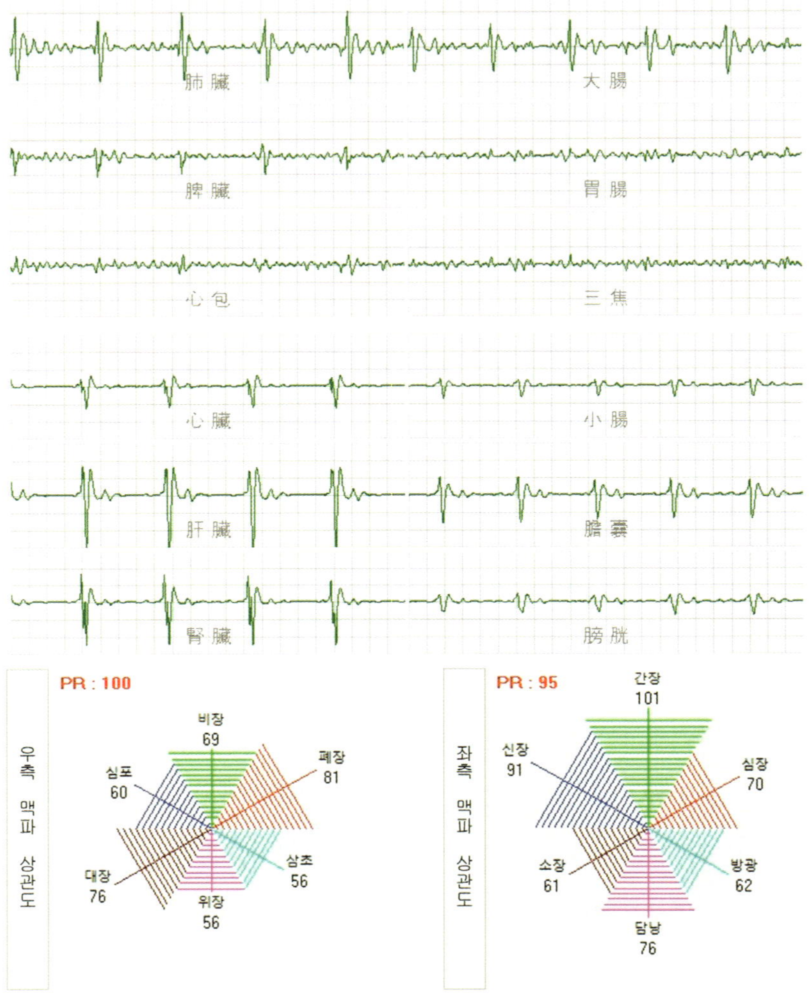

그림 2-9 **중초 순환장애의 전형적인 사례**

는 한의원으로 왔다고 했다. 청력검사를 보니 왼쪽이 중고도난청 (59.3dB), 오른쪽이 경도난청(36.7dB)이었다. 정도가 심한 왼쪽 귀는 청년 시절에 중이염을 앓은 적이 있었다.

이분의 맥을 보니 심포·위가 춥고 바들바들 떨고 있그, 비장도 머리가 복잡하니 신경을 많이 쓰고 있었다. 소장도 추워서 웅크리고 가만히 있는 맥상인 걸 보니, 난청의 원인은 중초 운화의 문제에 있었다. 거기다가 폐·방광도 추워서 바들바들한 것을 보면 기 순환의 문제도 겹쳐 있었다.

맥에서는 그 사람의 성격까지 볼 수 있는데, 맥들이 힘없어 보이는 것은 꼼꼼하기 때문인 것으로 보였다. 그는 몇 달간 침 치료를 받으면서도 말 한 마디 없이 입을 다물고 있었는데, 나중에 수학 선생님이었던 걸 알고 나서 맥상을 보니 이해가 갔다.

맥은 몸의 현재 상태와 실시간으로 기능하는 상태를 보여준다. 심장의 박동뿐 아니라 신경의 긴장도, 자율신경의 균형, 혈류의 흐름, 몸의 여유와 과부하 등을 동시에 볼 수 있다. 환자의 맥을 짚었는데 '급하다, 얕다, 끊어질 듯하다, 뜨겁거나 마른 느낌이 난다' 등의 특징이 있다면, 이것은 귀보다는 몸 전체가 쉬지 못하고 있다는 신호다.

여기에 맥동 분석을 더하면 진단은 더 정교해진다. 12장부의 기능적 질환은 한 가지 요소만 드러나는 것이 아니라 여러 가지 요소들이 다중적으로 얽혀서 엉킨 실타래 같은 상태가 많다. 어느 부분부터 풀어야 나머지가 술술 풀리는지 그걸 찾아내는 것이 맥동이다.

대부분의 환자는 두세 개 원인이 걸쳐 있는데 그중에서 어느 것이 가장 심한지, 두 번째는 어디인지, 약간 다리만 걸치고 있는 부분은 어디인지를 구분하는 것이 중요하다. 이분은 신양허(腎陽虛)로 몸이 차고 성기능 저하가 있었지만 나이가 있으니까 일순위는 아니었다. 대표적으로 중초 운화, 즉 소화기가 엄청 약한 것이 문제였다.

귀와 머리에 작용하는 침과 약침, 소리재활훈련으로 7개월 정도 치료 후에 환자는 왼쪽은 중고도에서 중도(47.7dB)로, 오른쪽은 31.3dB로 호전을 보였다. 70에 가까운 나이에 이 정도 좋아질 수 있는 경우가 사실 흔하지는 않다. 그래서인지 말이 없었던 그의 얼굴이 환해져 있었다.

비위가 허약하면
귀가 먹먹하고 답답하다

오랫동안 난청을 포기하고 살았던 사람도 있어서인지 한의원에서는 고도, 심도 환자도 간간이 만날 수 있다. 난청의 유형을 구분하는 가장 간편한 검사로 소리굽쇠 검사(tuning fork test)가 있다. 소리굽쇠를 진동시켜서 귀에 대면 정상 청력의 경우에는 귀가 아플 정도이지만, 90dB, 100dB까지 떨어진 고도, 심도난청 환자는 그 진동 소리를 못 듣는다.

"여기 원장님이 이 분야 최고야. 보청기 끼고도 대화가 안 된다고 포기하지 말고 그래도 한번 가봐." 70대 중반의 남성 춘호(가명) 씨는 지인이 하는 그 말을 듣고 와봤다고 했다. 처음 내원했을 때 청력검사상 고도난청이었고, 장애등급 4급1호였다. 양쪽 귀에 모두 보청기를 끼고 있었는데, 그래도 소통이 잘 안 돼서 부인이 통역을 해야 할 정도였다. 말귀를 잘 못 알아듣는 통에 부부끼리도 투닥거리는 일이 잦으니까 그 모습을 보고 지인이 최대한 하는 데까지는 해보라고 권유한 것이다.

사실 고도나 심도난청은 만족스러운 치료 효과를 얻을 가능성이 크지 않기 때문에 섣불리 희망을 줄 수가 없다. 게다가 다른 도시에서 먼 거리를 왔다 갔다 해야 하는 상황이었다. 이 정도면 최소한 1년은 해야겠는데 다닐 수 있겠냐고 물었더니, "낫는다면 1년 아니라 2년도 다니겠다"고 해서 치료를 시작했다. 실제로 그는 일주일에 두 번씩 정말 열심히 다니면서 치료를 받았다.

춘호 씨는 위가 허약해서(위허) 중초 순환장애도 있었지만 기 순환장애, 혈 순환장애도 있었다. 나이의 영향이 크겠지만 맥상에서 전립선 문제와 소변무력이 보였다. 간장은 우울하고, 아내와 소통 문제로 부딪치다 보니 심화도 있었다.

육체의 에너지를 관찰하는 기장부(폐, 대장, 비장, 위, 심포, 삼초) 6개 맥을 보면, 맥파 사이 사이가 진동으로 떨림(삽맥)이 나타나고 맥의 크기도 매우 작다. 마치 춥고 배고픈 것처럼 체력도 정신력도 떨어져 있다는 걸 알 수 있다.

이에 반해 성격과 감정을 관찰하는 혈장부(심장, 소장, 간장, 담, 신장, 방광) 6개는 맥과 맥 사이가 깔끔하게 나오면서 맥파의 끝이 아래로 향하고 있다. 기본적으로 이분의 성격은 내성적이고 차분하고 깔끔하다는 걸 알 수 있다. 치료기간 내내 말 한 마디 없을 정도로 과묵

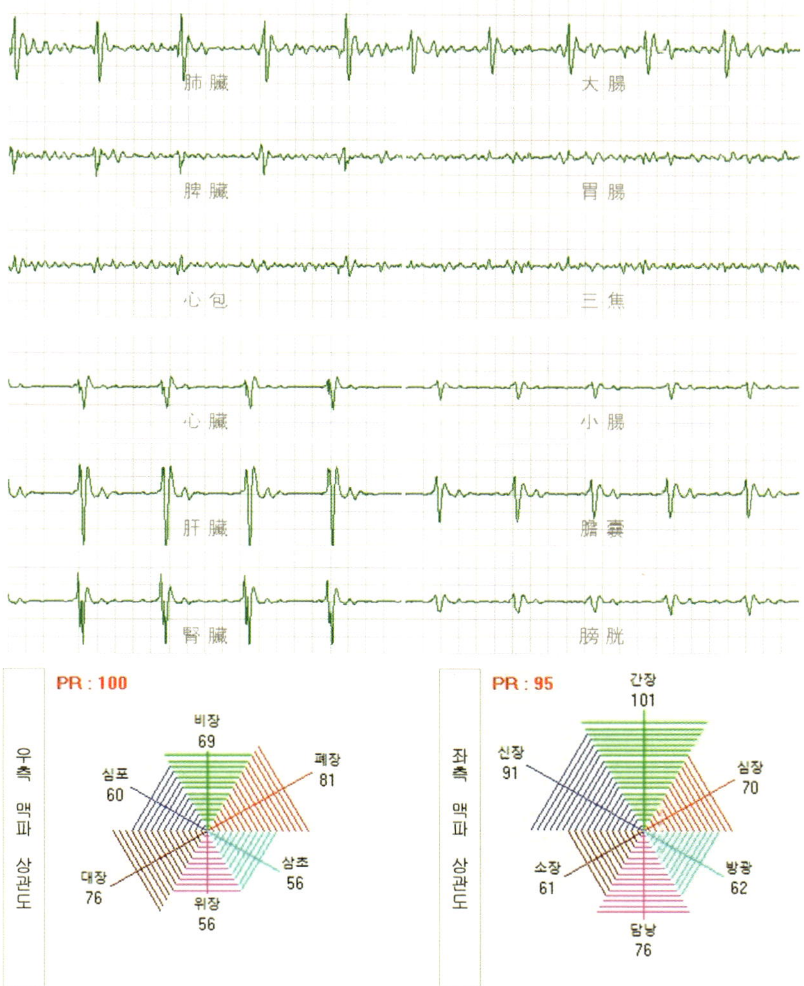

그림 2-10 **위허가 있는 고도난청 환자의 맥**

한 사람이었다. 그의 아내는 "우리 남편 치매 걸리면 나는 어떡하느냐"고 걱정이 태산이었다. 하도 걱정이길래 치매검사를 했지만 인지장애 문제는 없었다.

치료는 귀와 머리에 작용하는 침과 약침, 소리재활훈련 등으로 했다. 맥이 빠르고 간격이 좁은 데다가 밑으로 내려앉아 있었기 때문에 원기 보충을 위해서 한약도 썼다. 가시광선 치료(세포 재생과 신경 활성화 유도)를 추가했다는 점이 특이사항인데, 난청의 정도가 심한 데다가 열심히 다녔던 분이라 애절함이 느껴져서 병증이 무거운 사람에게 쓰는 치료를 해본 것이다.

10개월(67회)간 꾸준히 치료한 결과 춘호 씨는 왼쪽 귀가 고도난청(75.7dB)에서 중도(54.9dB)로 좋아졌고, 오른쪽 귀도 88.5dB에서 74.7dB로 좋아졌다. 오른쪽은 젊었을 때 결핵약 복용의 부작용으로 나빠진 것이라 기대하지 않았는데 치료 성과가 있었다.

그동안은 말귀를 못 알아들으니까 동창회에 나가지 않았는데, 그는 이제 귀가 트이니까 동창회도 나갈 수 있다며 좋아했다. 친구들과 대화하며 농담도 주고받고 지낸다고 고마움을 전했다. 친구들은 "도대체 무슨 치료를 받았길래 그렇게 좋아졌냐"며 궁금해하고 있다고 한다.

습한 노폐물이
기혈 순환을 막는다

　난청과 이명 치료에 있어 일본 최고라고 불리는 사카타 히데아키 NES 이사장은 웬만하면 보청기를 끼우지 않고 난청 치료를 하려고 노력하는 이비인후과 의사 중 한 사람이다. 마음의 문제로 몸에 증상이 나타나는 것을 심신증(心身症)이라고 하는데 이걸 전문으로 하는 심료내과 의사와 협진하기도 하고, 한약도 많이 쓴다. 일본의 의료에서는 의사가 한약을 처방할 수 있다. 한의사라는 별도의 면허 체계가 없기 때문에 의사 면허를 가진 사람이 한방을 따로 공부해서 처방한다. 제약회사에서 생산된 한약 제제를 처방하는 경우도 많고 직접 탕약을 조제해서 사용하기도 한다. 한국 언론에서도 코로나19 팬데믹 때 "일본에서는 한약을 써서 치료하는 비율이 높다"는 뉴스를 다룬 적이 있다.

일본 이비인후과에서 돌발성 난청에 한약을 쓸 때 오령산, 시령탕 등 물기 빼는 이수제(利水劑) 역할을 하는 한약을 많이 쓴다고 한다. 저음역대 손상은 내이 림프액 배출이 원활하지 않은 것이 원인으로 꼽히는데, 체내의 수분이 정체된 노폐물, 즉 습담(濕痰)을 소변으로 배출시키려는 것이다.

돌발성 난청의 경우 초기에 스테로이드가 유효한 것은, 내이 어딘가의 조직 염증으로 림프액이 증가해 수압을 높였을 것으로 예상하면 설명이 된다. 스테로이드가 염증 억제를 하면 수압 조절이 쉬워지면서 치료 효과를 보였을 것이다. 그런데 스테로이드가 조직을 회복시키는 것은 아니라서 재발되는 경우도 많다. 그래서 차라리 조직 회복을 돕는 비타민C나 보혈제, 노폐물을 빠르게 제거하는 이수제 처방을 바람직하게 생각하는 의견이 있는 것이다.

한의학적 문헌에는 돌연 발생된다는 의미에서 폭롱(暴聾), 현대어로 하면 돌발성 난청을 설명한 구절이 있다. 여기서 발병의 원인으로 꼽히는 것 중 두 가지 눈에 띄는 구절이 있다. 하나는 사려 과다, 음식 부절제, 기름지고 소화가 어려운 음식, 음주 과다로 인해 비장의 운화 기능이 상실되어 수습(水濕)이 정체해서 발생한다는 것이다. 또 하나는 담습(痰濕)이 내성이 되고 오래돼서 담화(痰火)가 상승해 귀를 막아서 발생한다는 것이다. 이것은 모두 중초 순환장애로 인한 난청에 해당한다.

70대의 영길(가명) 씨는 맥을 보면 하늘에서 비가 내리고 있었다.

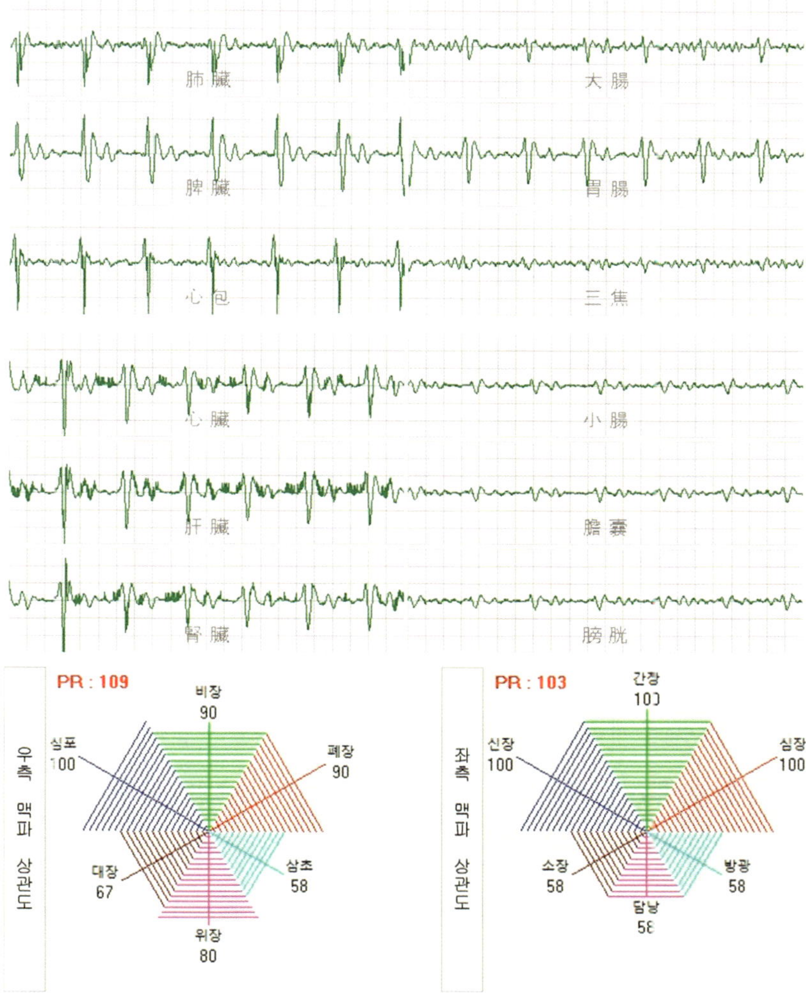

그림 2-11 **중초 순환장애와 기 순환장애가 겹친 환자의 맥**

12거 맥이 모두 침맥이고 육체적으로 기장부가 추워서 바들바들 떨고 있었다. 뭔가 무리해서 기 순환장애와 중초 순환장애가 겹쳐서 발생한 돌발성 난청이었다. 신양허(腎陽虛)도 겹쳐 있었는데, 체내 수분 대사와 기혈 운행이 약화된 것을 신양허라고 한다. 추위를 타고 소변이 시원찮고 성기능 저하가 있는 것이 특징이다.

그는 과묵하고 조용한 사람이었다. 바닷가 근처에서 펜션을 하고 있는데, 원체 체력이 약한 사람이 눈이 많이 내린 어느 날 눈을 치우고 나서 과로로 돌발성 난청이 온 것이었다. 얼마 전까지는 코로나 팬데믹 때문에 중국으로 유학 간 딸이 3년간 한국으로 나오지 못하는 바람에 생활비를 대느라 걱정이 끊이지 않았다고 한다. "제가 오른쪽도 본디 난청이 있는데 왼쪽 귀가 나가버렸어요." 4시간 걸려서 찾아온 그는 울상이었다.

처음의 청력검사에서 그는 왼쪽 귀가 중도난청(42.6dB)이었고, 원래 나빴던 오른쪽 귀는 중고도난청이었다. 치료는 원거리에서 온 환자였기 때문에 집에서 스마트폰으로 소리재활훈련을 할 수 있도록 맞춤음원을 심어주었고, 체력을 올리는 한약 처방도 했다. 환자는 멀어도 매주 꼬박꼬박 찾아와서 침과 약침도 맞았다. 그 결과 9개월 정도 치료가 끝났을 때는 중도난청이었던 왼쪽이 27.9dB로 경도난청까지 좋아졌다. 그전부터 안 좋았던 오른쪽도 64.7dB에서 57.5dB로 나아질 수 있었다.

기저질환이
난청을 키울까?

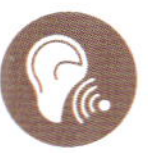

　노인성 난청에서 신허·기허(과로)와 간화·심화(분노, 우울)가 겹쳐서 나타나는 경우는 흔하다. 여기에 비기허·위허까지 합세하기도 한다. 게다가 고혈압 같은 기저질환을 가지고 있는 경우도 많다. 기저질환은 당장 목숨에 위협을 주는 것은 아니지만 삶의 질을 깎아먹으면서 2차 질환으로 번질 수 있다는 특징이 있다. 결국 기저질환의 치료가 난청의 증상 완화에 핵심 키가 되는 경우가 적지 않다.

　한의학적으로 보면 우리 몸 전체를 순환하는 것은 기와 혈과 수(氣血水)의 세 가지다. 기의 순환은 에너지의 흐름이며, 혈의 순환은 피와 영양의 흐름, 수의 순환(중초 순환)은 체액과 수분의 흐름이다. 이걸 서양의학적으로 보면 혈액과 림프액의 순환이며 이것이 기저질환을 설명하는 데 핵심 요소가 된다. 혈액순환은 심장의 펌프질로 돌아가는 반면, 림프액 순환을 만들어주는 원동력은 림프 주변 근육의 운동과 삼투압이다. 소리 인식에 중요한 역할을 하는 달팽이관은 림프액으로 가득차 있다. 인체에서 가장 작은 기관 중 하나이기 때문에 조금이라도 순환에 문제가 생기면 쉽게 손상될 수 있다. 만약 림프 주변 근육이 제대로 수축과 이완을 하지 못하고 림프액의 삼투압 평형이 깨지면, 림프액은 제대로 순환하지 못하고 귓속의 노폐물이 정체되어 그 속에 있는 민감한 유모세포가 손상되고 만다.

노인성 난청 환자 중에는 뇌혈관 질환, 심혈관 질환이 있는 사람들이 있다. 뇌졸중, 뇌출혈, 뇌경색, 뇌종양 등 어떤 이유로 뇌 수술을 했던 사람, 좁아진 혈관을 넓혀주는 심장 스텐트 수술을 한 사람, 부정맥 환자들도 꽤나 많이 볼 수 있다.

60대 후반의 영준(가명) 씨는 비장·소장·심포·위의 중초 문제로 난청이 온 환자였다(맥동이 좌 89 우 89). 심포의 기능 중에는 적절한 체온을 유지할 수 있도록 몸에 열을 발생시켜서 전신에 기운을 돌려주는 센터 기능이 있다. 이것을 명문화(命門火) 작용이라고 한다. 영준 씨는 심장 약, 혈압 약 등을 먹는 와중에 명문화가 제대로 작동되지 않고 결국 난청까지 발병한 것이었다. 그의 병력을 보니 협심증으로 스텐트 수술을 한 상태였고, 무릎관절 약과 소염진통제도 복용 중이었다.

치료는 심포·위의 상통 작용을 위해 몸에 따뜻한 체온을 주고 음식을 먹어서 소화, 흡수가 잘 되도록 기능을 되살리는 것이어야 했

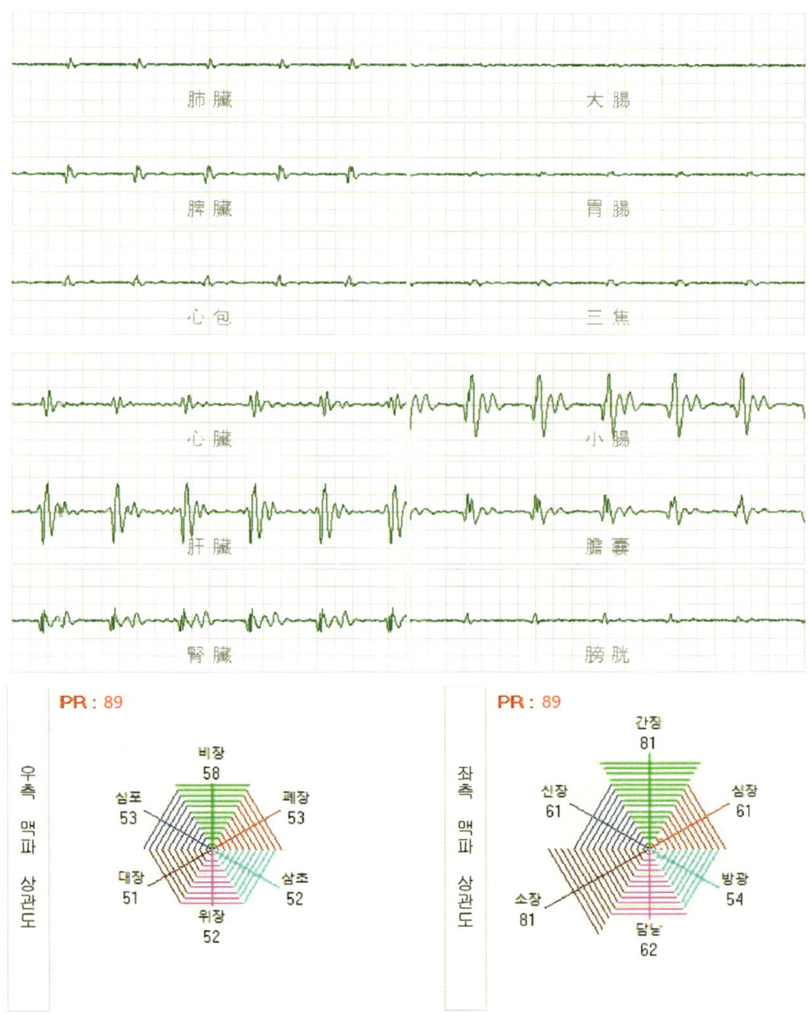

그림 2-12 **협심증이 있는 난청 환자의 맥**

다. 흥분하고 스트레스 받은 심화와 달리, 심장(심포)이 허해져서 영양분이 유모세포까지 제대로 전달되지 못한 것이다. 중초(연결 센터)

는 음식을 통해 영양분을 만들어서 혈로 보충해주는 발전소 역할을 한다. 그게 가능하려면 심포의 따뜻한 불(체온)이 필요한데 그게 약해져서 기능이 떨어지다 보니까 서서히 노인성 난청이 진행된 것으로 보인다. 이런 분한테는 복부 중앙과 배꼽에 있는 기운을 올려 소화력을 촉진하면서 아랫배에 있는 명문화를 데워주는 치료를 한다.

약침, 화타침, 추나, 소리재활훈련 등으로 두 달간 치료한 후 환자는 왼쪽 49.9dB(중도난청)에서 43.3dB, 오른쪽 30.2dB(경도난청)에서 23.5dB(정상)로 회복되었다.

심장은 몸에서 정신 작용을 컨트롤하고 심리적으로 작용을 하는 센터라면, 심포는 그런 심리적, 정서적 충격을 흡수해주는 완충기 역할을 한다. 또 위장은 음식을 먹으면 에너지를 만들어야 하는데, 식생활이 좋지 않아 에너지 발전소 역할이 원활하지 않으면 노폐물이 쌓여서 심장병이라는 대사증후군이 생긴다. 복부비만이 있는 사람에게 심장병은 관상동맥에 기름이 끼어서 생긴 병이다. 영준 씨의 경우도 대부분의 현대인들처럼 고혈압, 고지혈, 당뇨, 협심증 등의 대사증후군을 동반한 난청이었다.

침 치료에서는 심포와 관련해 내관혈(內關穴), 위장을 돋궈주는 족삼리(足三里)와 중완혈(中脘穴), 가슴의 단중혈(膻中穴)을 위주로 했다. 추나 치료에서는 주로 복부와 배꼽 주변의 긴장을 풀어주고 심포를 위해 가슴을 풀어주었다. 가슴이 답답하고 심장이 뭉쳐 있는 것을 풀어주는 추나를 하니까 기혈이 소통되면서 소화력이 살아나고 기운이 돌아 청력이 개선됐다고 볼 수 있다.

다만 이분의 경우 경제적 사정 때문에 한약을 먹지 않았고, 무엇보다 심혈관 질환 약을 계속 먹고 있다는 점이 마음에 걸린다. 맥을 보면 너무 약한데 특히 오른쪽 기허양허 맥이 너무 심했다. 기운을 돌려주고 명문화의 불을 순환시키는 작용을 계속 유지시켜야 하는데, 일시적으로 좋아졌다가 치료를 멈추면 다시 유모세포 기능이 떨어질 가능성이 있었다.

스텐트 수술을 했는데도 심장 약을 계속 먹는다는 것은 수술로 몸의 기능이 회복된 것이 아니라는 뜻이다. 밥을 먹는 것도 계절에 따라 다른 것을 먹듯이, 약도 몸의 컨디션에 따라서 조절해야 맞는 것이다. 그런데 1년 내내 같은 약을 10년 넘게 계속해서 먹고 있다면 그건 결국엔 합병증, 부작용을 불러오게 될 것이다. 그에 따라 간도 나빠지는데, 영준 씨 역시 간장맥이 찌글찌글 울퉁불퉁한 것을 보면 악순환이 시작된 것이다. 12장부의 맥이 같은 리듬과 박자로 파동을 만들고 있어야 몸과 마음이 조화롭다. 그러나 이분은 맥이 각자 따로 놀며 불안정을 만들고 있었다. 몸이 각자의 울음을 울면서 힘들고 난리가 난 것이다.

현대인들은 이렇게 조마조마, 안절부절, 맥이 편안하지 않은 경우가 상당히 많다. 자신의 몸 상태를 이해하고 생활관리에 힘쓰면서 기혈수의 밸런스를 유지하는 삶을 되찾아갔으면 좋겠다는 바람을 품어본다.

Chapter 11

백년 귀를 위한 생활관리

담배는 내이 혈관의 산소를 줄인다

질병이 찾아오면 사람들은 뭔가 좋은 걸 먹거나 약을 복용하는 쪽으로만 생각한다. "뭐 먹어야 돼요?" "뭐 좋은 거 없어요?"라고 묻는다. 그러나 사실 그보다 더 중요하고 효과적인 것은 나쁜 것을 하지 않는 것이다. 방안이 더럽혀졌을 때를 생각해보자. 창문을 열어 나쁜 냄새를 빼고 쓰레기를 치우고 먼지를 닦는 것이 먼저다. 나쁜 걸 치우지 않으면 아무리 좋은 걸 보태봤자 소용이 없다.

난청 환자는 스스로 자신을 지키기 위해 주변 환경과 자신의 생활습관을 점검해봐야 한다. 그중 하나가 담배다. 현대의학이 그동안 연구한 난청의 원인으로 뇌졸중 병력, 소음 노출, 이독성 약물, 만성중이염, 비염 등이 있는데, 담배 또한 난청의 위험을 높인다.

한의학적으로 보면 담배는 물기를 마르게 하는 성질이 있다. 담배를 피다가 끊으면 살이 찐다는 사람이 많다. 어떤 사람은 "살이 쪄서 다시 피고 있다"고 핑계를 대기도 한다. 『동의보감』에서도 담배는 성격이 조(燥)하다고 한다. 물기를 말려버리는 것인데, 흡연으로 물기가 마르면 전기가 안 통한다. 난청은 감각과 관련한 질병이고, 감각은 신경을 타고 들어간다. 담배로 인해 전기신호를 전달하지 못하고 자꾸 차단된다면 좋을 리가 없다. 전기는 물이 있어야 전달력이 좋은데, 담배로 체액이 마르면 유모세포의 기능을 약화시키는 요인이 되고 내이에서 소리 진동을 전기신호로 바꾸는 데에도 지장이 생긴다.

오른쪽에 돌발성 난청과 이명이 온 40대의 현우(가명) 씨는 물을 관장하는 기관인 신장이 허하고 삼초맥이 약했다. 맥상을 보면 소변에 힘이 없고 성기능 저하가 있을 터였다. 이직하는 과정에서 스트레스를 받고 친구한테 빌린 돈을 못 받았다고 하는데, 간에 울체도 겹쳐 있었다. 그렇지만 발병 원인인 장부는 신장으로, 발기력이 돌아와야 귀가 뚫린다고 말할 수 있을 정도였다.

치료는 약침, 한약, 소리재활훈련을 하면서 절대적으로 지켜야 할 생활지침을 일러주었다. 첫째 술담배 절대 금지, 둘째 일찍 잘 것, 셋째 성생활을 삼갈 것이었다. 환자는 치료 중간에 청력이 오히려 안 좋아져서 불안해하기도 했지만, 꾸준히 치료를 받으면서 생활관리도 잘 해서 회복할 수 있었다. 두 달 만에 오른쪽 귀는 고도난청 (70.4dB)에서 중도난청(52.3dB)으로, 왼쪽 귀는 경도난청(30.1dB)에서 정상(12.4dB)으로 좋아졌다.

담배의 니코틴이 혈액 중에 들어가면 카테콜아민(catecholamine)이라는 신경전달물질이 교감신경 말단에서 유리(遊離)된다. 그 결과 혈소판이 뭉쳐지기 쉬워지며, 내이 혈관의 산소가 결여된다. 이 변화는 달팽이관의 내림프액 조성에 영향을 미쳐, 소리를 받아들이는 감각세포에 비정상적인 자극을 줌으로써 이명을 더욱 크게 느끼도록 만들 수가 있다. 그래서 난청, 이명 환자가 담배를 피우는 것은 악화 요인으로 작용한다. 금연은 난청 환자에게 꼭 지켜야 할 필수 사항이다.

술의 경우엔 과하지만 않으면 크게 걱정할 일은 아니다. 다만 술을 마시다 보면 기분이 좋아서 더 마시다가 결국엔 탈이 나는 경우가 많다는 것이 문제다. 음주 후 피곤한 상태일 때는 이명이 크게 느껴지기도 한다. 인체가 피곤하면 몸이나 뇌의 움직임에 변화를 주기 때문에 혈압의 변화, 혈액순환의 변화, 신경계의 변화 등이 나타난다. 그로 인해 생긴 영향이 세포 단위의 기능에 영향을 미쳤기 때문에 이명이 커졌다고 느낄 수 있다.

"커피 마셔도 되나요?"라고 질문하는 난청 환자도 많다. 카페인과 난청의 관계에 대해서는 타당한 근거를 대기가 참 어렵다. 다만 일시적으로 혈관을 수축시키고 혈류와 심박수에 영향을 줄 수는 있다. 커피는 무엇보다 당독소(AGEs)가 높은 식품이라서 그 때문에 염증, 노화, 만성질환의 원인으로 작용할 수 있기 때문에 개인에 따라서는 유의해야 하는 상황도 있다.

난청을 악화시키는 이독성 약물

　현대인들은 수술 경험도 흔하게 많다. 무릎관절 수술, 고관절 수술, 협착증 수술, 심장 스텐트 시술, 장기의 적출 등은 난청 환자에게도 많이 볼 수 있다. 당뇨, 고지혈증, 고혈압, 전립선, 갑상선 관련 약을 먹는 사람도 흔하게 볼 수 있다. 기저질환으로 인한 약물은 물론이고 정신과 약물도 많다. 정신과 상담을 받는 사람이 아니라고 해서 해당사항 없다고 생각하는 사람도 있을 텐데, 현대인은 알게 모르게 약물에 노출된다. 중추신경계에 작용하는 마취통증 계열의 약물에는 일반인들도 노출돼 있기 마련이다. 수면내시경에 투여되는 미다졸람 같은 약물은 부작용 내용을 보면 기억상실이 있다.

　기저질환은 난청에 악영향을 주는데, 만성이 된 기저질환 때문에 복용하는 약물은 다시 또 난청에 악화 요인으로 작용하기도 한다.

우리가 복용하는 약물 중에는 특히 귀에 악영향을 주는 것들이 의외로 많아서 이것들을 분류해 이독성(耳毒性) 약물이라고 따로 부른다. 이독성 약물은 달팽이관 유모세포, 청신경, 전정기관 등에 손상을 가해 청력 상실, 이명, 균형 문제를 일시적 또는 영구적으로 발생시키며, 어지럼증을 일시적으로 유발할 수 있다. 이독성 약물은 현재까지 200여 개가 알려져 있는데, 청력저하를 걱정하는 사람이라면 그중 대표적인 것들은 알아둬야 한다.

[표 2-2]를 보면 진통, 해열 등에 쓰이는 살리실산염이 포함되어 있다. 감기를 오래 앓고 나서 난청이 왔다는 사람들은 이런 이독성 약물에 영향을 받았을 가능성이 높다. 난청 환자라면 면역력을 높이는 건강관리로 감기를 예방하는 것이 치료에 도움이 된다. 어쩔 수 없이 약을 복용할 경우에는 의사에게 귀의 문제를 알리고 덜 해로운 약물로 바꿀 수 있도록 상의해야 한다.

또 백금 함유 항암제인 시스플라틴은 유모세포에 흡수되어 활성산소를 생성한다고 알려져 있다. 고주파수의 청력상실과 이명에 관련이 있다고 한다. 이독성 약물의 근본적 기제는 세포의 이온 운반장애에 의한 것이라는 설명도 있다.

약물, 소음 등에 의한 손상은 유모세포에 국한되지 않고 청신경의 손상으로 이어진다. 그런데 우리 몸은 신경이 손상되면 새로운 신경 축삭돌기, 신경말단의 생성 등을 포함하는 신경복구 작업을 자동적으로 개시한다. 그러나 원래 상태로 복구하려는 우리 몸의 노력

[표 2-2] 대표적인 이독성 약물

분류	이독성 약물과 그 영향
아미노글리코사이드계 항생제	• 아미카신, 아르베카신, 젠타마이신, 카나마이신, 네오마이신, 네틸마이신, 파로모마이신, 스트렙토마이신, 토브라마이신 등은 달팽이관에 독성을 일으킬 수 있다. • 젠타마이신은 메니에르의 치료에 쓸 수 있으나, 오히려 내이를 파괴해 현기증은 멎지만 영구적 난청이 될 수 있다.
진통·해열제	살리실산, 퀴닌, 클로로퀸
루프 이뇨제	푸로세미드, 에타크린산 화합물, 부멕스
비스테로이드성 항염증약(NSAIDS)	멜록시캄
백금을 함유하는 항암제	시스플라틴, 카보플라틴
중금속	퀴닌, 수은, 납 등
아스피린	고음의 이명과 청력 상실을 유발할 수 있는데, 복용을 중단하면 보통은 복구된다.
화학물질	수은, 아닐린색소, 알콜, 브롬중독(염색)
혼합된 노출	소음과 톨루엔, 스티렌, 크실렌 같은 유기 용제에 노출되면 청력 상실 위험이 증가된다.

은 그 과정이 항상 완벽하지는 않아서 새로운 신경 시냅스들이 만들어질 수 있는데, 이 현상을 시냅스 가소성(synaptic plasticity)이라고 한다. 손상된 신경이 복구되고 새로 성장하는 과정에 두 가지 현상이 일어날 수 있다. 먼저, 억제신경의 작용이 제대로 이루어지지 않는 상황에서 복구된 흥분성 신경반응이 연속적인 신호를 뇌로 보낼 수 있다. 그리고 청각과 관련 없는 신경신호가 청각신호와 혼합되는 현상이 발생하면 이명이 들리기도 한다.

난청은 이렇게 복합적인 기능성 장애를 동반하기 때문에 치료도 입체적이어야 한다. 효율적인 치료를 위해 한의원에서는 여러 증상 중에서 우선적으로 무엇부터 해결할지 그 다음은 무엇을 해결할지 선택해가는 방식으로 접근하고 있다. 거기서 중요한 진단이 맥동을 보는 것이다.

많은 경우에 환자가 하는 말에만 집중하면 기저에 깔린 진짜 원인을 찾아낼 수가 없다. 머리가 아프다고 하는데 그 원인은 소화불량일 수도 있고, 어지럼증으로 힘들다고 하는데 진짜 원인은 변비일 수도 있다. 환자는 귀에 폐색감이 들고 이명이 들린다고 하는데, 진짜 원인은 비염일지 모른다.

입호흡보다
코호흡

입체적인 원인 분석과 치료로 청력이 개선되었다 하더라도 난청을 유발하는 악화 요인을 제거하지 않으면 시간이 지나 다시 상황이 악화될 수도 있다. 난청이나 이명을 임상에서 관찰한 바로는 외적인 요인 못지않게 내적인 요인이 중요하다. 성격, 생활습관과 자세, 주거환경, 직업 등과도 밀접한 관계가 있음을 알 수 있다.

흔히 병은 의사가 고치는 거라고 착각하기 쉬운데, 병은 내 몸의 면역력과 회복력이 고치는 것이다. 다만 치료자는 문제 요소를 제거해주고 더 빨리 더 효과적으로 몸이 회복되기 위한 약간의 처치를 할 뿐이다. 병을 치료하는 의사가 고수일수록 이와 같은 관점을 가진다.

환자는 자신의 컨디션, 기분, 몸속 환경 등에 관심을 기울이고 스스로를 잘 관찰할 수 있어야 한다. 기분이 좋으면 옆에서 아무리 소음을 내며 떠들어도 그게 귀에 안 들어온다. 내 의식이 소음을 차단하는 것이다.

『이명 한의학』에 보면 이명 환자들의 병인을 통계적으로 분석했을 때 기허 이명이 가장 많았다. 난청 환자들의 경우에도 역시 비슷하게 기허, 신허가 병인이 된 기 순환장애가 많았다.

30대 후반의 서연(가명) 씨는 돌발성 난청이 재발하여 스테로이드를 복용했지만 부작용으로 응급실에 실려갈 정도로 힘들어 혈액순환제 외에 다른 치료는 못 받고 있다고 했다. 처음 한의원에 내원했을 때 난청, 이명뿐 아니라 귀의 먹먹함, 폐색감, 울려서 들리는 증상과 더불어 심한 어지럼증, 두통으로 힘들어했다. 귀가 터질 듯이 아프고 숨이 잘 안 쉬어져서 졸도할 것 같다고도 했다. 그녀는 불면증도 심했고 팔다리가 저렸다.

침과 약침, 화타침, 도침, 추나, 뇌파를 안정시키는 치료 등으로 그녀는 한 달 만에 이명, 먹먹함, 두통, 어지럼증 등 제반 증상이 좋아졌다. 이후로도 난청이 재발하지 않고 한동안 잘 유지하고 있는데, 무엇보다 생활관리는 스스로 직접 신경써서 하고 있다. 찬 기운에 노출되지 않도록 마스크를 쓰고 다니며 수시로 복식호흡을 연습하고 있다. 비강과 이관은 연결돼 있기 때문에 코 건강은 이명, 난청증상과 밀접한 관련이 있다. 게다가 현대인들은 입호흡이나 얕은 흉식호흡을 많이 해서 횡격막이 들려 있는 경우도 참 많다. 코는 폐의

문이며 코가 건강해야 호흡이 원활하고 기 순환이 원활해진다. 이명은 소리에 대한 신경의 과민 반응이다. 호흡을 바꾸면 뇌의 반응도 바뀐다.

입호흡(구강호흡)을 하면 산소 공급 효율이 떨어지고 교감신경이 과활성화되어 깊은 수면을 할 수가 없다. 멜라토닌의 정상 분비도 억제되기 때문에 불면, 피로를 유발하고 난청, 이명 증상을 악화시키는 원인이 된다. 또 입호흡은 이관 기능장애를 일으켜 어지럼증의 원인이 되기도 한다. 그래서 평소 의식적으로 코로 호흡하는 습관을 들이는 것이 정말 중요하다. 운동을 할 때도 가능하면 입을 다문 상태로 호흡하면 비강을 단련할 수 있어 감기 예방에도 도움이 된다. 수면 중에는 자기도 모르게 입을 벌리고 호흡할 수 있기 때문에 시중에 나와 있는 수면용 입 테이프를 구매해서 사용하면 도움받을 수 있다.

만약 난청, 이명 환자가 비염이나 축농증이 있다면 빨리 치료하고, 감기 예방을 위해 평소 마스크 착용을 생활화하는 것이 좋다. 치료가 끝난 후에도 난청의 예방은 물론 숙면을 위해서도 코호흡하는 습관은 유지해야 한다. 그와 함께 자기 전이나 아침에 깬 직후에 자율신경 균형에 도움을 주는 복식호흡을 권장한다. 호흡은 자율신경을 인위적으로 조절할 수 있는 유일한 수단으로 명상의 기본 방법이다.

난청, 이명 환자의 대부분은 교감신경이 항진되면서 얕은 호흡을 하고 있다. 호흡의 리듬을 천천히 하면서 들이마시는 것보다 내쉬는 것을 길게 하는 복식호흡을 권장한다. 부교감신경인 미주신경을 활성화시킬 수 있기 때문에 혈압이나 소화 개선에도 좋다. 다음의 방법을 참고해서 1회 5분, 하루 2~3회 훈련하자.

난청 환자를 위한 4·2·6 복식호흡

① 준비: 바로 누워서 무릎을 세운다. 또는 의자에 편안히 앉아서 훈련해도 된다. 한 손은 가슴, 한 손은 배 위에 놓는다.

② 흡기: 4초간 코로 들이마신다.

③ 정지: 숨을 배꼽 아래 5cm 위치로 보내고 2초간 멈춘다.

④ 호기: 6초간 코(입)로 내쉰다. 내쉬는 숨은 입으로 내보내도 된다.

연수(숨뇌)의 호흡중추와 청각신경핵은 해부학적으로 근접해 있다. 불규칙한 과호흡은 뇌간을 과흥분시켜 이명을 증폭시키지만, 규칙적인 복식호흡은 뇌간을 안정화할 수 있다. 만성 이명이 있는 대다수의 환자들은 잠재적 과호흡 상태에 있다. 이산화탄소가 높아질 때 뇌는 호흡 욕구, 즉 질식감을 느끼는데, 이것을 줄여 내성(tolerance)을 정상화하는 데엔 복식호흡이 효과적이다.

비염, 후비루, 축농증, 귀 폐색감 등의 증상이 있는 환자가 코를 치료하면 난청, 이명이 좋아지는 경우가 흔하다. 그럴 때는 대개 일자목, 거북목, 항강증, 견비통 등 목과 어깨에 통증을 동반하는 경우가 많다. 이것은 뇌와 귀로 올라가는 기혈 순환에 문제가 생겼다는 걸 뜻하기도 한다. 그래서 호흡 훈련과 함께 다음의 목·어깨 운동을 추천한다. 알람을 맞춰놓고 매 시간 정각마다 하루 10회 정도 실시하기 바란다. 경직되거나 변형돼서 눌린 신경과 나빠진 혈류 흐름을 좋아지게 하는 것이 목표다.

난청 환자를 위한 목·어깨 운동

① 고개를 숙였을 때 목 뒤쪽에 가장 튀어나와 있는 뼈가 경추 7번이다. 여기를 검지, 중지로 잡고 포인트 삼아 최대한 목을 뒤로 젖혀 스트레칭한다.

② 정면에서 왼쪽으로 90도 방향을 쳐다보고 다시 정면으르 돌아와 오른쪽으로 90도 방향을 쳐다본다. 이 도리도리 동작을 10회 이상 실시한다.

③ 양 어깨를 최대한 위로 들고 최대한 뒤로 돌리면서 아래로 떨어뜨린다. 이 동작을 10회 반복한다.

난청 예방을 위해 목·어깨 운동을 한 김에 자신의 귀를 살펴보는 시간도 가져보자. 혈액순환을 돕기 위해 귓바퀴를 위아래로 당겨주고 귓불 돌리기도 해본다. 하루 5분만 투자해도 충분하다. 그리고

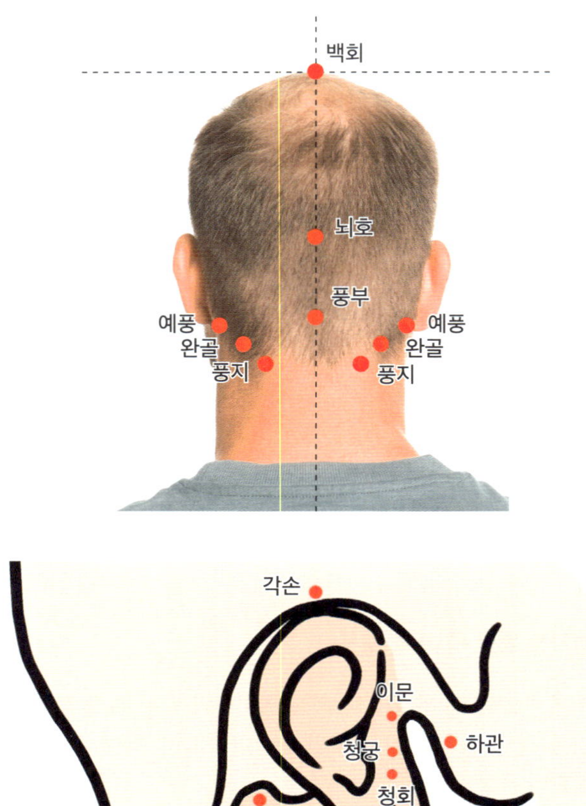

그림 2-13 **난청, 이명에 좋은 귀 주변 혈자리**

귀 건강에 좋은 혈자리를 알아두고 수시로 꼭꼭 눌러준다. 귀구슬 앞의 이문·청궁·청회혈, 귀 아래쪽의 예풍, 완골, 뒤통수 쪽의 풍부, 풍지, 뇌호 혈을 자주 눌러주자.

밤 수면을 위한
아침 산책

난청에 이명을 동반하는 경우에는 자꾸 들리는 그 소리에 신경이 매우 집중되어 있는 상태다. 그래서 실내에만 있지 말고 나가서 주변을 둘러보고 구경하면서 산책을 즐길 것을 권하고 있다. 걸으면서 므슨 꽃이 피었는지도 보고, 원래 있던 가게가 바뀐 곳은 있는지, 새로 들어온 건물이 있지는 않은지, 사람들은 어떤 모습으로 다니고 있는지 등 주변으로 관심을 옮기면 과하게 집중되어 있는 신경을 분산시킬 수 있다.

난청, 이명 환자는 불면증이 따라오는 경우도 흔히 있다. 그래서 잠자리에 들기 1, 2시간 전에 멜라토닌을 복용해서 이를 해결해보려는 사람들이 많이 있다. 그런데 이 멜라토닌이라는 신경전달물질은 세로토닌과 관련이 있다. 수면·각성 주기를 조절하는 뇌의 송과선에서 만들어지는데, 아침에 만들어놓았던 세로토닌을 어두워지면 멜라토닌으로 바꾸는 것이다. 즉, 아침에 일어나 햇빛을 보면서 세로토닌을 많이 만들어놓아야 밤에 수면 호르몬인 멜로토닌으로 변환시킬 수 있다는 뜻이다. 그런 이유로 매일 아침 산책을 15~30분 정도 할 것을 추천한다.

"일할 때 컴퓨터 앞에만 앉아 있는데, 어느 날부터 컨디션에 따라서 눈이 흐릿해지는 때가 있었어요. 이명도 문제였지만 멀리 보는 안구 근육운동도 할 겸 아침 산책을 시작했어요. 꾸준히 하니까 눈도 귀도 컨디션이 괜찮아지더라고요. 그러다가 기왕 시간 내서 나오는 김에 달리자 생각했어요."

50대 여성인 소연 씨는 아침 산책이 이제는 아침 달리기가 됐다고 했다. 난청을 악화시키는 기저질환의 예방을 위해서도 좋은 선택이었다. 유산소 운동은 효과를 보기 위해 존투(ZONE 2)운동을 권장한다. 존투는 최대 심박수의 60%에서 70% 사이의 강도로 수행하는 유산소 운동 구간을 말한다. 쉽게 말하면, 옆 사람과 대화를 할 수는 있지만 짧은 문장으로만 이어나갈 수 있는 정도의 강도다. 숨이 차지만 턱 끝까지 차오르지 않고 말은 할 수 있는 속도로, 땀은 좀 나더라도 힘들지는 않은 정도로 30분 이상 유지하면 된다.

자율신경 안정화, 편도체 안정화, 전전두피질 활성화를 위해 존투 운동을 매일 하면 좋다. 만약 여의치 않다면 최소 주 3회 이상 30분 정도씩 꾸준히 할 것을 권한다. 다양한 연구들에 의하면 존투 운동은 다음 다섯 가지의 효과가 있다고 한다.

첫째, 존투 운동은 세포 내 에너지 생산소인 미토콘드리아의 생성(생합성)을 촉진하고, 기존 미토콘드리아의 기능을 강화하는 가장 효율적인 강도로 알려져 있다. 서울대병원 등에서 진행된 연구에 따르면, 12주간 존투 운동을 실천한 중장년층에서 미토콘드리아 기능이 유의하게 향상되었으며, 혈압, 혈당, 체지방률 등 대사 건강 지표도 개선되었다.

둘째, 지방 연소 효율이 극대화되고 대사 건강이 개선된다. 존투 운동을 통해 지방을 에너지로 사용하는 능력이 향상되면, 더 높은 강도에서도 젖산이 덜 생성되고 글리코겐 고갈이 지연되어 운동을 더 오래 지속할 수 있는 지구력이 갖춰진다. 하버드대, 메이요 클리닉 등 다수 연구에서 존투 운동이 심혈관질환 위험을 감소시키고, 인지 기능 개선, 노화 억제에 효과적이라고 입증되었다.

셋째, 심혈관 건강에 기여하고 자율신경계를 안정화시킨다. 존투 운동은 심장의 혈류 박출량(한 번 수축할 때 뿜어내는 혈액량)을 증가시키고 혈관 내피 기능을 개선하여 장기적으로 고혈압, 동맥경화 등 심혈관질환 예방에 효과적이다. 또 고강도 운동과 달리 과도한 교감신경 항진을 완화하고 부교감신경의 기능을 안정화시켜 자율신경계의 균형 유지에 중요한 역할을 한다. 불안감 감소와 정서적 안정에 기여하기 때문에 '운동 명상'이라고 불리기도 한다.

넷째, 항우울·항불안 효과가 있다. 운동은 뇌에서 세로토닌, 도파

민, 엔도르핀과 같은 행복 호르몬의 분비를 촉진한다. 특히 세로토닌은 기분 조절, 수면, 식욕 등에 관여하며 부족할 경우 우울증, 불안장애를 유발할 수 있다. 꾸준한 존투 운동은 세로토닌 수치를 높이는 데 도움을 준다.

다섯째, 존투 운동이 수면의 질을 개선한다. 자율신경계 불균형은 불면증의 주요 원인 중 하나다. 존투 운동을 통해 부교감신경이 활성화되면 몸이 이완되어 수면의 질이 높아지고 불면증 완화에 효과적이다.

베개를 빼면
목이 편하다

현대인들은 앉아서 생활하는 시간이 매우 많고, 컴퓨터, 핸드폰 등을 늘 사용하기 때문에 자세가 무너지는 일이 다반사다. 목은 무거운 머리를 지탱하기 위해 C자 커브를 유지하고 있어야 하는데, 이것이 무너지고 있기 때문에 목과 어깨의 긴장도는 덩달아 높아질 수밖에 없다.

난청, 이명 환자들에게는 긴장보다 릴렉스가 절실하다. 핸드폰을 멀리 하라는 조언은 많이 듣지만, 산속에 들어가 자연인으로 살 결심을 하지 않는 이상 핸드폰을 철저하게 멀리 하는 것은 불가능에 가깝다. 그저 어쩔 수 없이 핸드폰을 봐야 하는 시간은 남겨두고 일부러 핸드폰을 들여다보는 시간을 없애도록 노력할 뿐이다. 그래서 목과 어깨의 긴장을 완화하고 뇌와 귀로 가는 혈류 순환을 개선시키는 노력은 다각도로 수시로 의식해서 행해져야 한다. 이것은 잠잘 때도 역시 마찬가지여서 다음 자세로 수면을 취할 것을 권해본다.

이렇게 하면 경추 커브를 회복하는 데 도움이 된다. 커브가 조금씩 살아나면 목과 어깨 근육의 긴장도 역시 낮아져 머리 쪽으로 가는 혈류 순환 개선에 도움이 된다. 처음엔 익숙하지 않아 불편할 수 있지만 2주 정도만 해보면 목과 어깨의 뻐근함, 근육 긴장 등으로 인해 병원 갈 일이 사라진다.

난청, 이명이 있는 환자는 충분한 수면이 이루어져야 빨리 나을 수 있다. 그런데 일찍 자려고 누웠어도 바쁜 현대인들은 잠들기 전 잠깐의 고요함을 견디지 못하고 하루종일 못 보았던 유튜브나 OTT 드라마를 보고 싶어 하는 경우가 많다. 그런 유혹에 빠져 늦게 자는 것이 수면 부족의 원인이 되기도 한다. 내 몸을 아끼기 위해서는 잠들기 전 잠깐의 시간을 잘 보내야 한다. 오랜 불면증이 있는 사람들은 이 시간을 괴로워하는 경우가 많은데, '잠들지 못하견 어떡하나' 하는 부담을 내려놓는 것이 중요하다. 눈을 감고 누워있는 것만으로도 몸은 휴식한다. '지금 자야지'라고 생각했다면 눈을 감고 휴식을 취하견서 복식호흡을 하기를 권한다. 누워서 하는 명상이라고 생각해도 좋다.

잠들기 전 하루 20분의 복식호흡은 뇌의 찌꺼기를 털어내는 데 도움이 된다. 앞서 코호흡과 함께 복식호흡을 설명했는티, 들숨은 자연스럽게 두고 날숨을 고요하고 최대한 길게 하면 된다. 다만 복식호흡은 자연스럽고 편안한 호흡이 중요하기 때문에 불편을 감수하면서 억지로 호흡을 지연시키려고 할 필요는 없다. 숨을 천천히 내쉬면 부교감신경이 활성화되어 온몸의 힘이 빠지며 자연스레 불면이 있는 사람에게 크게 도움이 된다.

호흡을 천천히 하면 혈액의 산소포화도를 낮추고 이산화탄소 수치가 높아지면서 3단계 변화가 생긴다. 우선 비장은 더 많이 수축되어 적혈구 분비가 증가하고 혈액에 더 많은 산소를 공급한다. 유산소운동 능력이 향상되는 것이다. 다음은 일산화질소(NO)가 비강에 축적되고 그 공기가 폐로 유입된다. 마지막으로 EPO(에리스로포이에틴, Erythropoietin) 농도가 최대 24% 증가하고 혈액은 근육에 많은 산소를 운반한다. EPO는 신장에서 생성되는 당단백질 호르몬으로 적혈구 생산에 관여한다. 혈액의 산소 수치가 감소했을 때 신장에서 분비되는 당단백질 호르몬으로, 골수에서 적혈구가 성숙되는 과정을 유도한다.

숙면으로 가는 복식호흡 훈련

① 들이마시고 내쉴 때 가슴이 오르락내리락하면서 흉식 호흡이 되는 것을 느낀다. 10회

② 들이마시고 내쉴 때 배가 오르락내리락하면서 호흡에 따라 배가 내려가는 것을 느낀다. 10회

③ 발끝을 의식하고 숨이 발끝까지 내려가는 것을 의식하면서 호흡한다. 10회 이상

잠이 오지 않을 때는 조급해하지 말고 이렇게 누운 채로 복식호흡을 하면서 몸이 가벼워지고 마음이 차분해지는 것을 느끼기 바란다. 깊은 호흡이 자율신경계를 안정시켜 점점 숙면에 다가갈 수 있다.

자연의 색을 보고
자연의 소리를 들어라

현대인들은 대부분 예민함과 긴장도를 기본적으로 장착하고 있다. 그러나 살아 있는 모든 생명체는 스트레스를 받는다. 스트레스가 없는 사람은 죽은 사람이다. 만약에 잠만 잔다면, 생각이 없다면 스트레스는 없을 것이다. 문제는 일시적인 스트레스가 아닐 때다.

스트레스를 받으면 움츠리고 긴장하게 된다. 편도체가 활성화되고 시상하부-뇌하수체-부신(HPA) 축이 작동해 코르티솔 호르몬이 나오고 교감신경이 활성화되면서 아드레날린이 분비된다. 교감신경이 항진되면 혈관이 수축되기 때문에 혈액순환은 당연히 질이 떨어진다. 혈액이 좁은 곳을 통과해야 하기 때문에 그 자체로도 인체에 스트레스가 된다. 그런 스트레스가 만성화되면 혈액순환장애도 지속될 수밖에 없다. 또 '열받는다'는 표현처럼 스트레스가 지속되면 열이 오르는데 그것을 억제하고 식히는 기능도 점점 힘에 겨운 일이 된다.

컴퓨터를 많이 쓰면 과열된 걸 냉각하듯이, 뇌에도 휴식이 필요하다. 이때 내가 어떤 문제로 스트레스를 받는지 알아차리는 것이 중요하다. 경제적 문제인지, 인간관계인지, 집안에 우환이 있는지 자신을 잘 들여다보고 머리를 복잡하게 만드는 것에서 벗어나야 한다. 또 생각을 단순화하기 위해 개인마다 자신만의 방법을 찾아야 한다. 무엇을 할 때 기분이 좋고 즐거운지, 무엇을 할 때 시간가는 줄 모르고 집중하는지 찾는 것이다. 음악, 미술, 영화, 동물, 자연 등 시간과 에너지를 들였을 때 긴장도가 내려가고 쉼을 주는 것을 가까이하면 된다.

아프리카에는 90미터 떨어진 사람과도 보통의 목소리로 대화할 수 있는 부족이 있다고 한다. 옆에 앉아 있는 사람과 대화할 때도 되묻게 되는 현대 도시의 환경과는 다르다. 그 아프리카 지역에서는 70세가 넘어도 16,000Hz의 고음을 들을 수 있는 사람이 많다고 한다. 나이가 들면 높은 음을 인지하지 못하는 우리의 상황과는 다르다. '나는 괜찮아'라고 믿고 있는 사람도 의식하지 못했을 뿐 실은 이미 경도난청의 위험 속에 있을지 모르는데, 이런 현대인과 비교된다.

우리의 청력은 사회적 환경 때문에 위험에 노출되어 점점 약해지고 있다. 철근콘크리트 건물은 진동이 전달되기 어려운 공간이다.

소리가 전달되기 어려운 환경은 소리를 듣기 어려운 환경을 의미하며, 그곳에서 우리는 일상생활을 보내고 있다. 청각기관에 상당한 부담을 주는 환경에서 생활하고 있는 것이다.

게다가 밖을 나가면 차와 오토바이, 지하철, 다운타운에서의 광고 스피커, 공사현장 등에서 만들어내는 소음이 세상을 꽉 채우고 있다. 귀는 이런 소리에 대응하기 위해 항상 긴장하고 있다. 난청 환자 중에는 청각이 과민해져서 지하철 소리가 견딜 수 없이 크게 들려서 택시를 타거나 가족이 데리러 와야만 집에 갈 수 있는 사람도 있다.

전국 고속도로 휴게소에서, 백화점이나 대형마트에서도 우리는 소음에 노출된다. 화장실 손건조기(핸드 드라이어)에서 나는 소음은 60~80dB이다. 쉽게 접하면서도 충분히 크고 자극적이다. 아직 건강한 사람들은 그저 소음일 뿐이라고 무시하고 넘어가는 경우가 많을 것이다. 그러나 이런 소음에 지속적으로 노출되면 유모세포를 약화시키는 원인이 되고, 어느 순간에는 질병으로 가는 경계선을 넘어버릴 것이다. 이 부분에 대한 사회적 대비책을 요구할 때가 되었다고 생각한다. 정상 청력이 나도 모르는 사이에 경도난청으로 넘어가지 않도록 더 이상 방치해서는 안 될 것이다. 환자 스스로도 다음과 같은 예방책이 필요하다.

소음성 난청을 방지하는 평소 생활지침

① 소음이 나는 곳에서 최소 10m 이상 떨어진 상태를 유지한다. 부득이한 경우엔 소음방지 헤드폰을 착용한다.

② 이어폰과 헤드폰을 멀리한다. 귀에도 휴식이 필요하다. 더 이상 괴롭히지 말자. 30분 이상 연속 착용을 금지한다.

③ 심신이 피곤한 날에는 소음에서 절대 멀어진다. 특히 난청으로 위험할 때 절대 주의!

④ 고속도로 휴게소에서 손 건조기 사용 금지

⑤ 머리 말릴 때 고음의 드라이기 피하기

⑥ 미용실에서 드라이기처럼 소리 나는 것을 멀리 해달라고 부탁한다.

⑦ KTX나 기관차 가까이에서 고음 소리 피할 것

⑧ 대리석이나 쇠 깎는 곳, 도로 굴착공사 현장에서 멀어진다.

"노화는 오감의 쇠퇴에서 온다"라는 말이 있다. 오감 밸런스를 잘 유지하고 풍부한 감성을 갈고 닦는 것은 일 잘하는 방법이면서 건강하게 사는 법이기도 하다. 그중에서도 청각의 역할이 특히 중요한 이유는 고령사회에서 인간관계에 직접적인 영향을 끼치기 때문이다. 또 청력 저하는 치매와도 밀접한 관련이 있다. 청력 저하는 뇌의 인지력을 떨어뜨려 치매 위험성을 높이며, 치매에 걸리면 소리에 대한 흥미를 잃어 청력이 더 저하된다.

노인성 난청은 고음을 듣지 못하는 것이 특징이다. 그렇게 되면 활력을 잃어 건강하게 살아가는 데 최대의 적이 된다. 고음의 음악은 자연스럽게 몸을 움직이게 하고 따라부르고 싶은 마음이 들게 한다. 고음의 음악을 들으면 청각이 단련되고 뇌가 활성화되며 활력 있는 심신을 만드는 데 도움이 된다. 일본에서는 실제 노인을 대상으로 한 음악치료에서 고음을 자극하는 음악을 활용한다. 고음의 음악에 맞춰 몸을 움직이는 노인들의 얼굴은 몰라 볼 정도로 밝아진다고 한다. 소음은 심하고 소리 전달은 방해받는 사회적 환경 속에서 청력 저하는 그만큼 활력을 감퇴시킨다고 해도 틀린 말은 아닐 것이다.

현대인이 건강한 청각으로 회귀하려면 친자연적인 생활로 돌아가야 한다. 자연의 색을 보고 자연의 소리를 들어야 한다. 물론 간단하고 쉬운 일은 아니다. 그러나 비염, 귀 폐색감, 어지럼, 이명, 난청 등의 발병으로 한의원을 찾아오는 10대, 20대의 환자들이 늘어나는 걸 보면 절박하게 외치고 싶다. 건강한 삶을 위해서라도 제발 오감을 ㅋ우는 노력에 투자하라고.

자연의 소리를 가까이 하라는 것은 뇌가 편안하지 않으면 청력은 다시 나빠질 수 있기 때문이다. 산, 바다, 공원, 둘레길 등 맑은 공기, 맑은 소리를 접할 수 있는 곳에 일부러 자주 발걸음하기 바란다. 외부 환경과 내부의 소음에서 벗어나 분노, 악한 감정, 부정적 감정, 절망, 격정 등 속 시끄러운 상태를 비우게 되기를 바란다.

참고문헌

1장
- 『이명 한의학』, 이내풍, 솔트앤씨드, 2022. 12. 30

2장
- 「이어로직 청력개선 및 이명치료 기술」, 곽상엽
- 『MTM 이명의 진단과 치료』, 곽은이 외, 소리대장간

3장
- 「Characteristics of Tinnitus and Etiology of Associated Hearing Loss: A study of 123 Patients」, International Tinnitus Journal, 2002

4장
- 「Dr. Jack Vernon: A life in hearing research」, Joe Rojas-Burke, The Oregonian, 2010. 12. 18

  https://www.oregonlive.com/health/2010/12/dr_jack_vernon_a_life_in_heari.html
- 「The Consumer Handbook on Tinnitus」, Richard S. Tyler Ph.D. Editor, Auricle Ink Publishers

  https://hearingproblems.com/Consumer_Handbook_on_Tinnitus_Chapter_14.htm
- 『난청을 고치는 CD북』, 사카타 히데아키·고야마 사토루 지음, 소리청한의원 네트워크 옮김, 대성의학사, 2010. 6. 5
- 「The functional brain networks activated by music listening: A neuroimaging meta-analysis and implications for treatment」, Melody M Y Chan, Yvonne M Y Han, Neuropsychology, 2022. 1

  https://doi.org/10.1037/neu0000777
- 「The effect and mechanisms of music therapy on the autonomic nervous system and brain networks of patients of minimal conscious states: a randomized controlled trial」, Xiang Xiao, Wenyi Chen, Xiaoying Zhang, Frontiers in Neuroscience, Vol. 17, 2023. 5. 12

  https://doi.org/10.3389/fnins.2023.1182181
- 「Mechanisms and Applications of Neuromodulation Using Surface Acoustic Waves-A Mini-Review」, Frontiers in Neuroscience, Vol. 15, 2021. 1. 27

  https://doi.org/10.3389/fnins.2021.629056
- 『Structural and Functional MRI-Based Neuroimaging in Tinnitus』, Katherine Adcock, Dirk De Ridder, Sven Vanneste, Textbook of Tinnitus, Springer Nature, 2024. 3. 7

5장
- 「보청기 기술의 현황과 발전 동향」, 김석현, 이현민, Journal of Clinical Otolaryngology Head and Neck Surgery 2023; 34(4):111-118, DOI: https://doi.org/10.35420/jcohns.2023.34.4.111
- 장애인보장구 급여 안내, 보험급여 항목 안내, 국민건강보험공단 홈페이지
- 「Tinnitus: Pathology and Treatment」, Progress in Brain Research vol.166, 2007
- 『이명』, 대한이과학회 이명연구회, 세종의학사, 2019. 1. 8

6장
- 「Association of Age-Related Hearing Loss With Cognitive Function, Cognitive Impairment, and Dementia: A Systematic Review and Meta-analysis」, David G. Loughrey, Michelle E. Kelly, George A. Kelley, Sabina Brennan, Brian A. Lawlor, JAMA Otolaryngology-Head & Neck Surgery, 2018 (Vol. 144, No. 2)
- 「Hearing Loss and Incident Dementia」, Frank R. Lin, MD. PhD (Johns Hopkins), Luigi Ferrucci, MD, PhD (NIA) 등, Archives of Neurology (현재 JAMA Neurology), 2011
- 2012년 치매 유병률 9.18%, 치매환자 수 20년마다 2배씩 증가, 보건복지부, 2013

  https://www.mohw.go.kr/board.es?mid=a10503010100&bid=0027&act=view&list_no=286138
- 치매 예방에 도움 되는 12가지 수칙, 대한민국 정책브리핑

  https://www.korea.kr/news/healthView.do?newsId=148912172
- 우리 가족을 위한 뇌 건강 수칙, 대한신경과학회

  https://renew.neuro.or.kr/general/genDisease?tab=1

7장
- 『맥진, 몸과 마음을 읽다』, 황재옥, 솔트앤씨드, 2023. 11. 30

11장
- 「Studies of inner ear blood flow in animals and human beings」, J M Miller, T Y Ren, A L Nuttall, Otolaryngol Head Neck Surg., 1995 Jan;112(1):101-13, DOI: 10.1016/S0194-59989570308-X
- 이독성 난청, 대한이과학회

  https://www.otologicalsociety.or.kr/general/desease/sub08.html
- 「More Movement, Better Memory」, Chika Anekwe, MD, MPH, Harvard Health Publishing, 2021
- 「Exercise and Cognitive Aging: Meta-analysis of Cerebral Blood Flow and Cognition」, Wang Li, MSc, Peiyou Chen, PhD, et al., Journals of Gerontology: Series A, 2025. 8

  https://doi.org/10.1093/gerona/glaf133

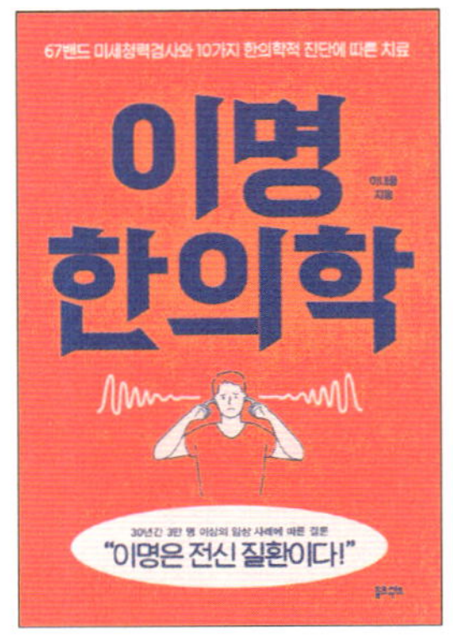

30년간 3만명 이상의 임상에 따른 결론…

"이명은 전신 질환이다!"

이내풍 지음

67밴드 미세청력검사와 10가지 한의학적
진단에 따른 치료

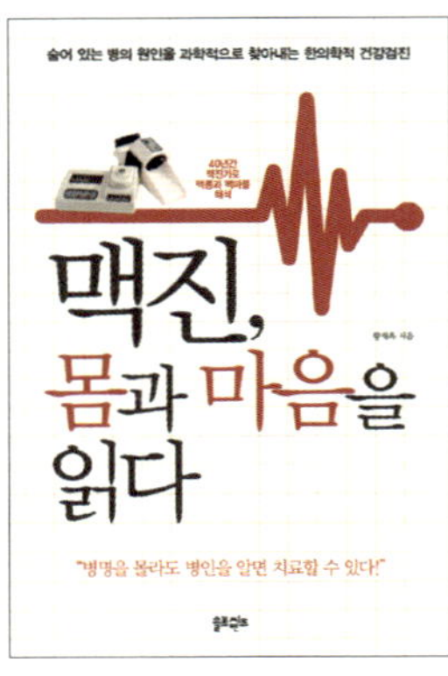

40년간 맥진기로 맥파와 맥동을 해석…

"병명을 몰라도 병인을 알면 치료할 수 있다!"

황재옥 지음

숨어 있는 병의 원인을 과학적으로 찾아내는
한의학적 건강검진

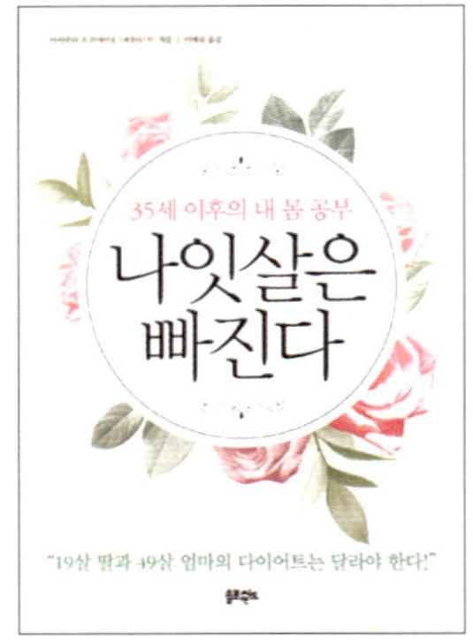

"19살 딸과 엄마의 다이어트는 달라야 한다!"

**에이징 스페셜리스트가 말하는 여성 호르몬과
다이어트에 관한 거의 모든 것**

아사쿠라 쇼코 지음 | 이예숙 옮김

"체온관리, 영양관리, 체간운동,
3가지 원칙 덕분에 40대에 복근이 생겼어요."
_ 옮긴이 이예숙(일본어 강사)

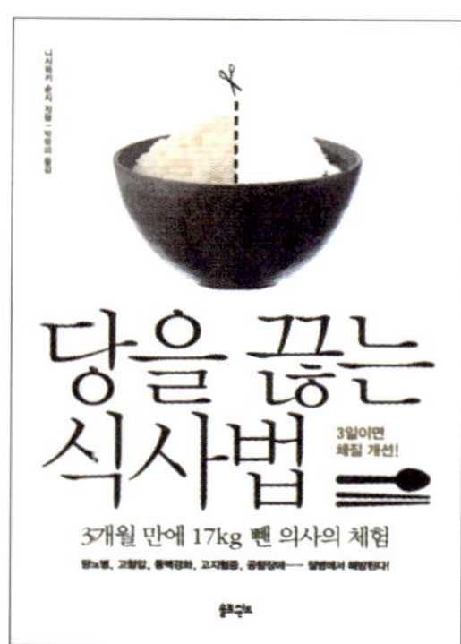

"당뇨, 고혈압, 비만, 아토피……
근원은 '당'에 있다!"

3개월 만에 17kg 뺀 의사의 체험

니시와키 슌지 지음 | 박유미 옮김

"탄수화물 중독에서 벗어나니까
간식 생각이 나지 않아요."
_ 솔트앤씨드 카페 독자 비니빈이 님

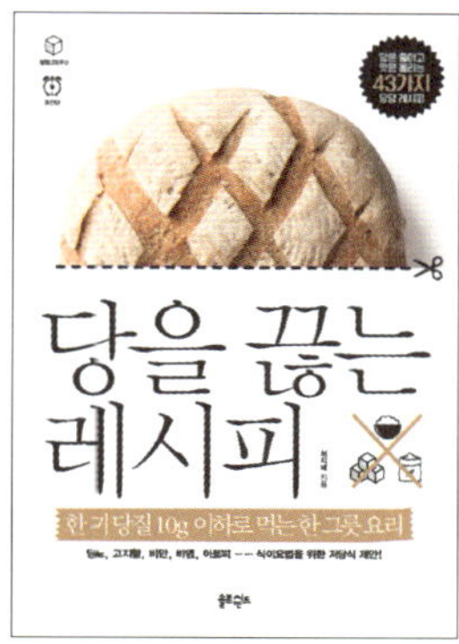

"단 3일이면 몸이 가벼워진다!"

차려먹을 필요 없이 한 그릇이면 식이요법 끝!

허지혜 지음

"당 끊기를 직접 체험하고 눈이 편안하고
머리가 맑아졌어요."
_ 솔트앤씨드 카페 독자 동이할매 님

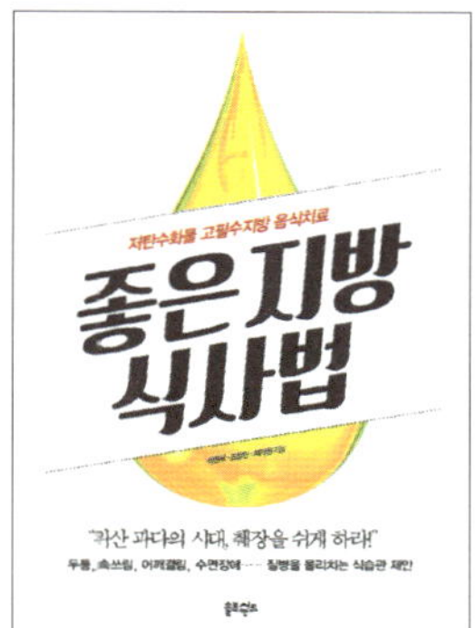

"위산 과다의 시대,
췌장을 쉬게 하라!"

저탄수화물 고필수지방 음식치료

이권세·조창인·채기원 지음

"저혈당과 고혈압이 정상치로 돌아왔어요."
_ 솔트앤씨드 카페 독자 은2맘 님

이명·난청 특화 진료
NES 회원 한의원

이내풍한의원 강남점	**이경윤**	서울시 강남구 학동로 443(청담동) 정한빌딩 4층 https://maengclinic.com
이내풍한의원 강남점	**맹유숙**	서울시 강남구 학동로 443(청담동) 정한빌딩 4층 https://maengclinic.com
만보발인제한의원	**김태엽**	서울시 동대문구 답십리로 162(답십리동) 2층 https://www.manbobal.com
송파 세종한의원	**강혜영**	서울시 송파구 송파대로 422 영빌딩 4층 https://www.sejongmiracle.com
백승태한의원	**백승태**	경기도 안양시 동안구 시민대로 214 다운타운빌딩 303호 https://www.bstclinic.com
은율한의원	**김태현**	경기 하남시 미사강변대로 80(풍산동) 그린프라자 5층 http://eunyul.net
이내풍한의원 본점	**황재옥**	강원 원주시 치악로 1786 양문153빌딩 5층 https://www.inepung.com

이명·난청·어지럼 정보 커뮤니티

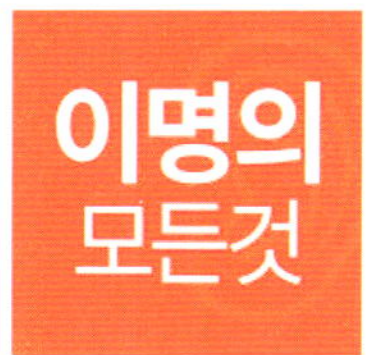

https://blog.naver.com/gys1950
https://www.youtube.com/@이명의모든것
https://www.alltinnitus.com